당신의 춤 방향을 안내해 줄
**지침서**

break ambition

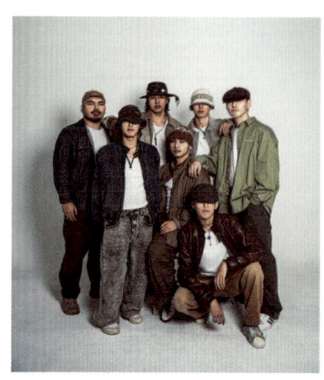

# 지은이

팀 브레이크 엠비션
Team break ambition

**경력**

한국 Red bull bc one 우승
미국 TV 방송 NBC World of dance3 출연
한국 아이돌 Twice Feel special 시안 댄서
일본 Freestyle session 우승
한국 엠넷 Street woman fighter2 출연
한국 엠넷 아시아 뮤직 어워드 (MAMA) BTS 제이홉 파트 연출
프랑스 Trophy master 우승
덴마크 Floor wars 우승
일본 Red bull bc one 심사
삼성 갤럭시 S24 Ultra CM
중국 Fullclip 우승
한국 아이돌 Treasure MV 출연
호주 Destructive steps 우승
일본 Red bull bc one world final 진출
한국 아이돌 Twice 롯데 면세 LDF CM 시안 댄서
영국 Welsh open bboy championship 우승
롯데 카드 CM Like it 출연
한국 아이돌 BTS Concert wings j-hope 솔로 파트 댄서
대만 City war 우승
한국 Line up guest showcase
일본 Battle of the year world final 준우승

# 브레이킹 댄스
# 마스터 북

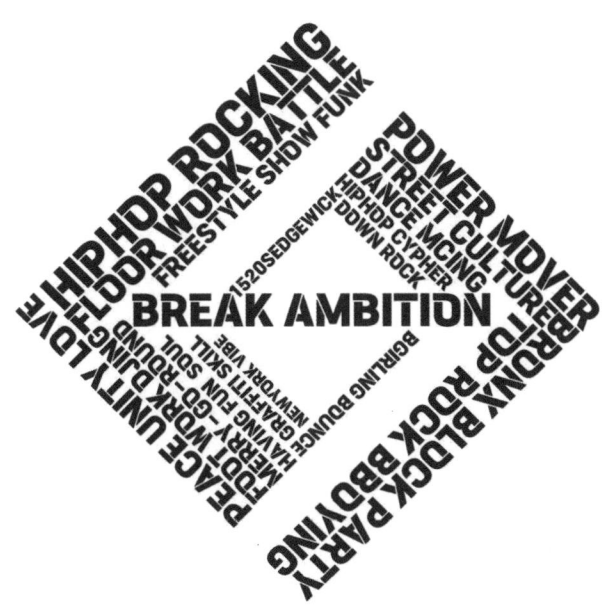

지은이
**BREAK AMBITION**

움직이기에 앞서

## 이 책이 누군가에게 하나의 지식이 되기를 바랍니다

작은 변화라도 단 한 걸음 나아간다면, 그 발걸음이 세상을 바꿀 힘이 될 것입니다.

외국의 춤 교육 시스템을 보며 교육의 중요성을 깨달았습니다.
우리나라에도 아이들이 춤을 쉽게 접할 수 있는 시스템이 필요하다고 느꼈습니다.
춤이 누구에게나 더 가까이 다가가고, 두려움 없이 시작할 수 있도록 문턱을 낮추고 싶었습니다.

춤은 사실 누구나 할 수 있는 것입니다.
하지만 시작하려면 부끄러움과 실패에 대한 두려움이 발목을 잡습니다.
그러나 춤은 그 모든 것을 뛰어넘는 자유와 행복을 선사합니다.

처음 이 아이디어를 떠올렸을 때, 이 책이 세상에 나올 줄은 몰랐습니다.
춤을 더욱 전문화하고, 처음 춤을 접하는 아이들이 더 쉽게 다가갈 수 있는 길을 열고 싶었습니다.
우리의 문화와 더 나은 미래를 위해 시작한 이 여정이 결실을 맺어 이렇게 빛을 보게 되어 기쁩니다.

그 여정은 결코 평탄하지 않았습니다.
매일 책에 몰두하며 잠도, 일정도, 돈도, 심지어 먹는 것조차 포기했습니다.
동료들과 연습실에서 보내는 하루하루는 고통과 열정으로 가득했지만,
그 시간은 동시에 소중한 추억이 되었습니다.
가장 어려웠던 것은 기존의 틀을 깨고 새로운 교육 체계를 정립하며,
이를 모두가 이해할 수 있는 형태로 만들어내는 일이었습니다.
하지만 동료들과 함께했기에 그 모든 것이 가능했습니다.

같이 노력하는 시간은 추억으로 남고, 그 추억은 미래를 더욱 아름답게 만들어줍니다.
우리가 어떤 결말을 맞이할지는 알 수 없지만,
지금 이 순간, 우리는 함께 청춘을 빛내고 있습니다.

## 차례

LEVEL 1.... 9
LEVEL 2.... 17
LEVEL 3.... 25
LEVEL 4.... 33
LEVEL 5.... 41
**MISSION....49**

LEVEL 6.... 55
LEVEL 7.... 65
LEVEL 8.... 75
LEVEL 9.... 83
LEVEL 10.... 93
**MISSION ...103**

## 차례

LEVEL 11.... 109

LEVEL 12.... 117

LEVEL 13.... 125

LEVEL 14.... 133

LEVEL 15.... 139

**MISSION....147**


LEVEL 16.... 153

LEVEL 17.... 161

LEVEL 18.... 169

LEVEL 19.... 177

LEVEL 20.... 187

**MISSION....193**

L
E
V
E
L

1

# Cool pose

쿨 포즈                    *QR코드를 스캔하시면 동영상이 재생됩니다

**초급 1/5**   몸의 힘을 한 번에 주어서 멈추는 게 포인트!

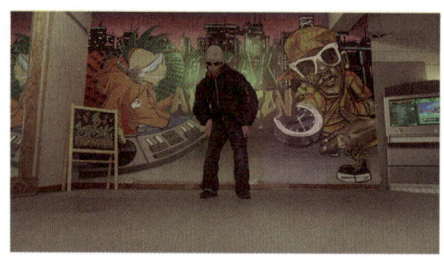

1. 다리를 어깨너비로 벌리고 양손을 내려준다.

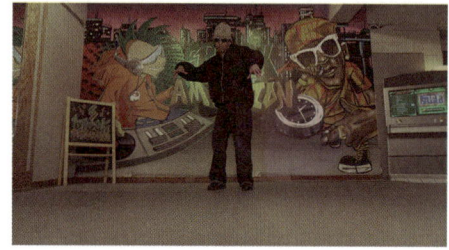

2. 몸을 살짝 들어 양손을 어깨 옆으로 수평하게 든다.

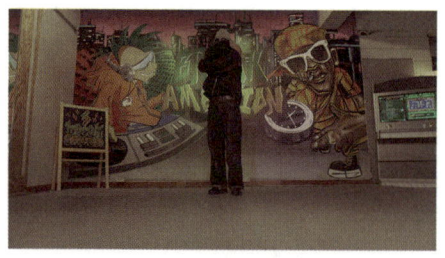

3. 양손을 서로 모아 몸을 감싸며 포즈를 만든다.

# Knee sliding

니 슬라이딩

*QR코드를 스캔하시면 동영상이 재생됩니다

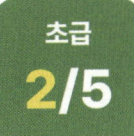

무릎으로 최대한 멀리 슬라이딩을 해보자!

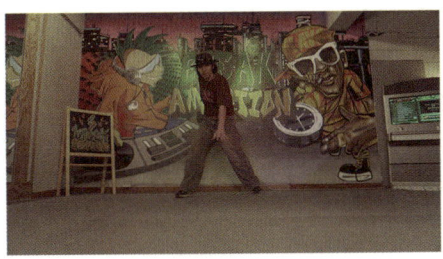

1. 다리를 어깨너비 1.5배로 벌리고 왼손을 정면으로 펼쳐준다.

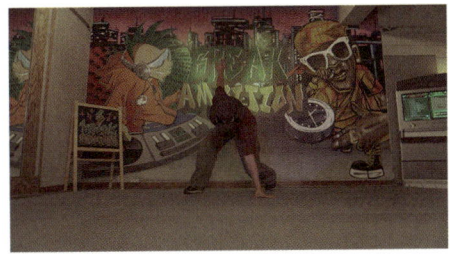

2. 왼손을 왼쪽 다리 앞에 내려준다.

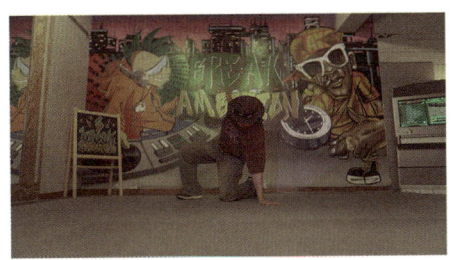

3. 왼 무릎을 땅에 대고 오른 무릎을 90도 접어준다.

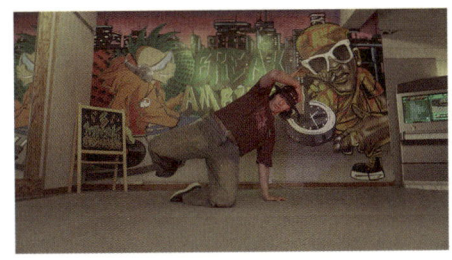

4. 몸을 앞으로 이동시켜 정면을 향해 골반을 내밀어 주고, 이때 오른발은 공중에 고정시킨다.

# Knee sliding

니 슬라이딩

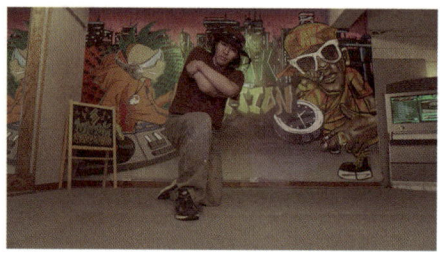

5. 오른 다리를 정면 방향에 내려놓고 포즈를 잡는다.

# Kneeling pose

**닐링 포즈**

*QR코드를 스캔하시면 동영상이 재생됩니다

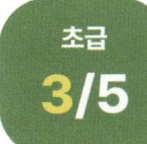

두 손을 멋지게 앞으로 보여줘!

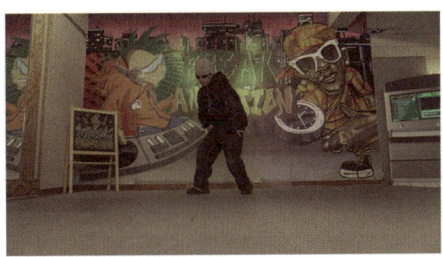

1. 다리를 어깨너비로 벌리고 몸을 숙여준다.

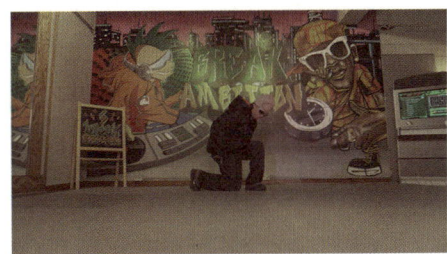

2. 왼쪽을 바라보고 앉으며 오른 무릎을 땅에 내려놓는다. 이때 왼 다리는 90도 접어준다.

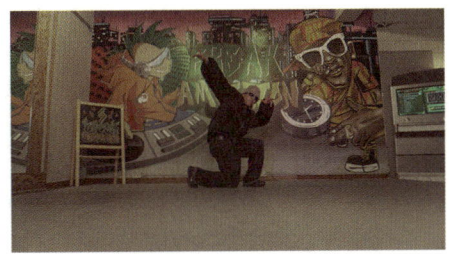

3. 그 상태로 양손을 하늘을 향해 펼쳐주어 포즈를 잡는다.

# Side up bounce

**사이드 업 바운스**  *QR코드를 스캔하시면 동영상이 재생됩니다

**초급 4/5**

음악의 정박에 맞춰서 몸을 UP! UP!

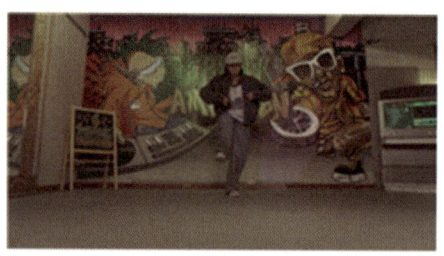

1. 오른 무릎을 수직으로 허리 높이까지 올려주며 양팔을 접어준다.

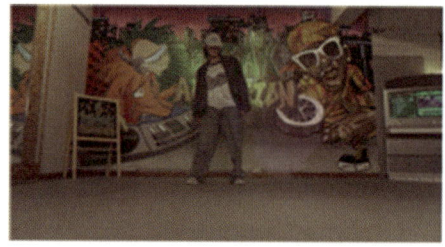

2. 오른 방향으로 오른발을 내리고 양팔을 내려준다.

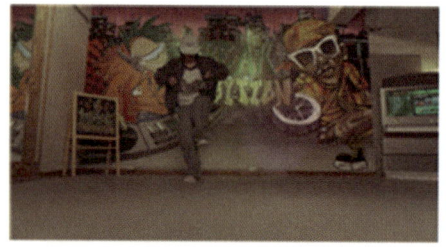

3. 왼 무릎을 수직으로 허리 높이까지 올려주며 양팔을 접어준다.

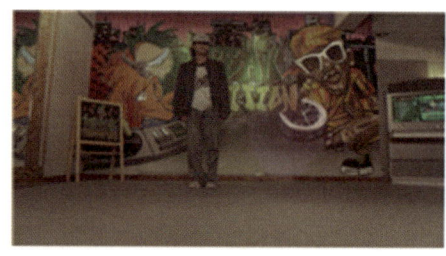

4. 왼발을 제자리에 내리고 양팔을 내려준다.

# Turn & up bounce

턴 & 업 바운스

*QR코드를 스캔하시면 동영상이 재생됩니다

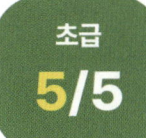

작게 작게, 크게 크게 등 다양하게 턴을 해보자!

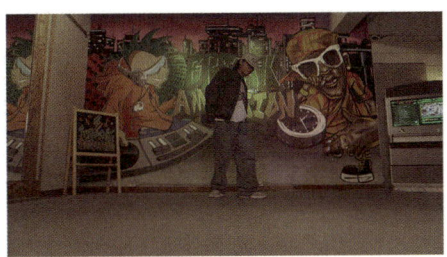

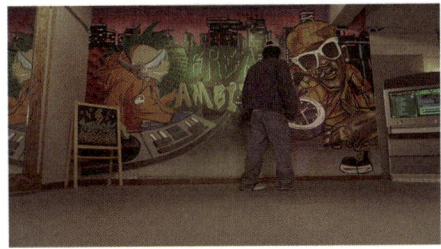

1. 왼 방향으로 왼발을 내리고 양팔을 내려준다. 이때 몸은 30도 왼쪽방향을 바라봐 준다.

2. 오른다리를 들고 왼 방향으로 내리며 뒤를 바라본다.

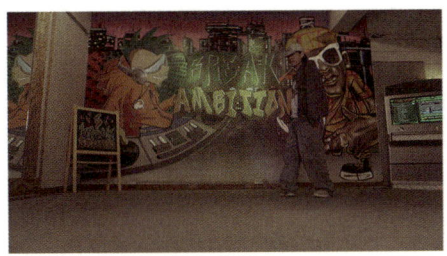

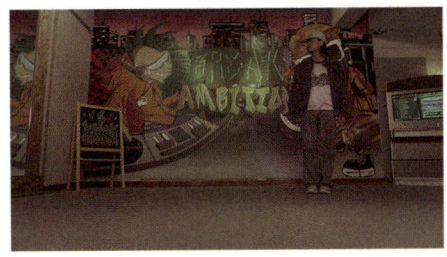

3. 왼 다리를 들어 정면 방향으로 내려놓는다.

4. 오른 다리를 들어 왼 다리 옆으로 가져오며 두 다리를 모아준다.

L
E
V
E
L

2

# 7 pose

**세븐 포즈**　　　　　　　　　　　*QR코드를 스캔하시면 동영상이 재생됩니다

**초급 1/5**　　2초 이상은 멈춰야 해!

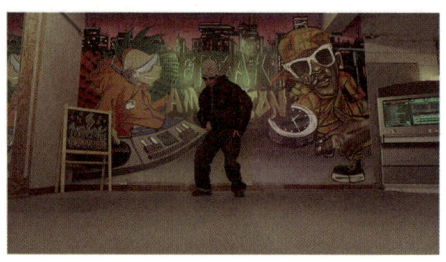

1. 어깨너비로 다리를 벌리고 몸을 구부정하게 숙여준다.

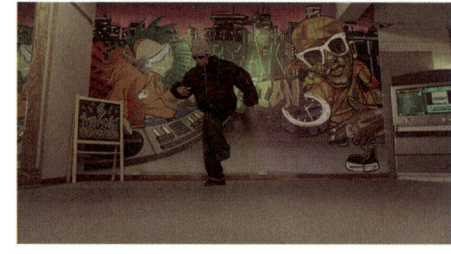

2. 왼 다리를 접어주며 오른손을 들어준다.

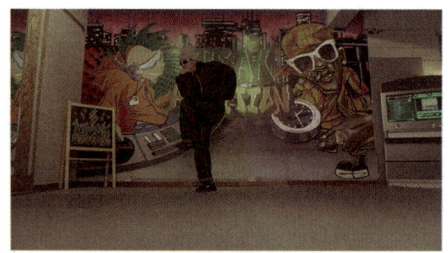

3. 왼 다리를 허리 높이까지 90도 접어주고 오른쪽 팔꿈치를 왼 무릎에 대며 손으로 턱을 잡아준다.

# Front sliding go down

**프론트 슬라이딩 고 다운**

*QR코드를 스캔하시면 동영상이 재생됩니다

**초급 2/5**

마치 미끄럼틀 타듯이 미끄러져 봐!

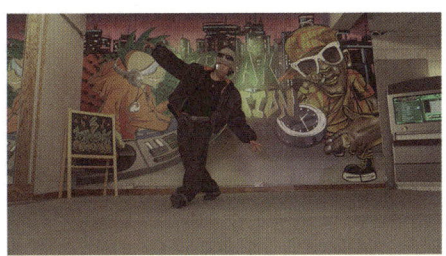

1. 왼발을 오른발 앞으로 이동시키고 몸을 왼쪽으로 30도가량의 사선을 만들어준다. 이때 양손을 펼친다.

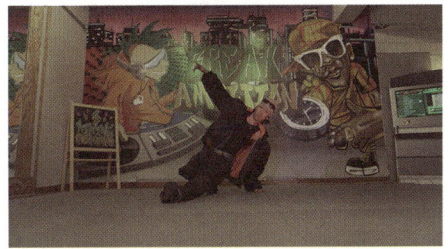

2. 오른발을 접어주며 바닥으로 내려가며 이때 왼손으로 땅바닥을 짚어 몸을 지탱해 준다.

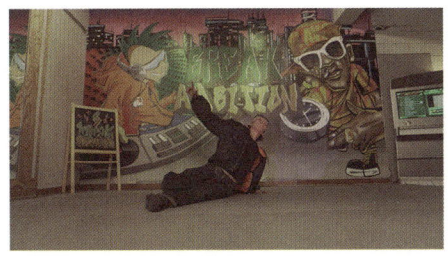

3. 왼쪽 허벅지와 엉덩이가 닿을 때까지 최대한으로 몸이 내려가며 가슴을 정면 방향으로 내밀어 준다.

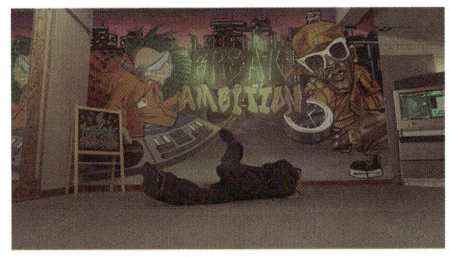

4. 몸을 바닥 쪽으로 틀어 가슴과 배, 허벅지가 전부 닿도록 한다. 이때 오른손이 바닥에 닿게 한다.

# Front sliding go down

프론트 슬라이딩 고 다운

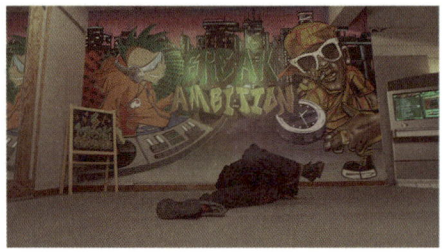

5. 오른발을 펴주며 왼발을 접어준다. 몸을 왼쪽 방향으로 틀어준다.

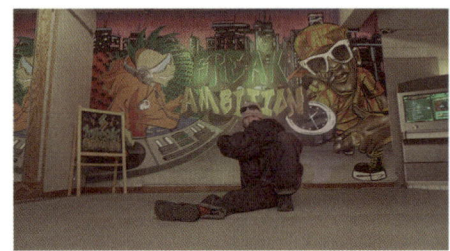

6. 오른손으로 땅을 밀어주며 상체를 세워준다.

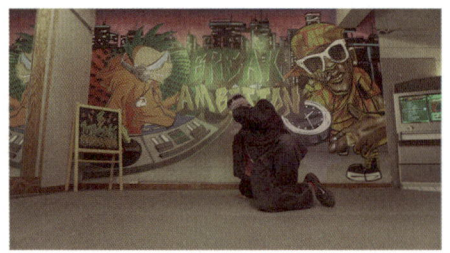

7. 오른발을 무릎 뒤가 닿을 정도로 접어주며 왼손으로 턱을 잡아줘서 포즈를 취해준다.

# High arm pose

하이 암 포즈

*QR코드를 스캔하시면 동영상이 재생됩니다

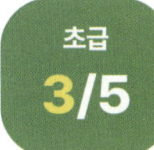

초급 3/5

손으로 멋지게 상대방을 가리켜봐!

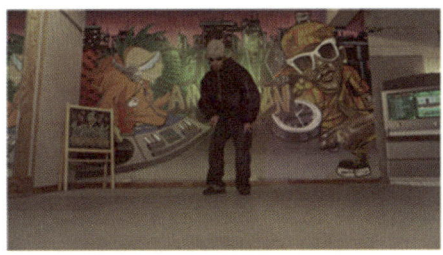

1. 다리를 어깨너비로 벌려주며 몸을 구부정하게 숙여준다.

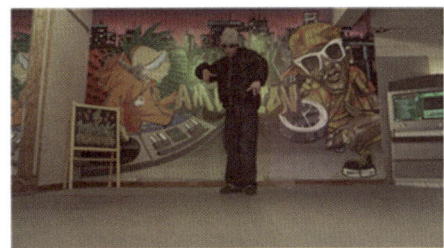

2. 다리를 모으며 양손을 어깨 높이까지 들어준다.

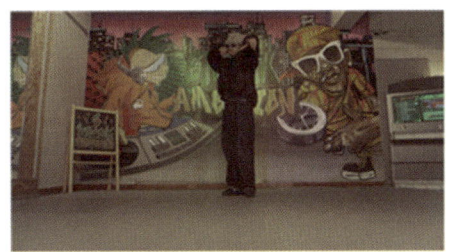

3. 손으로 정면을 가리키며 몸을 완전히 세워준다.

# Side down bounce

**사이드 다운 바운스**  *QR코드를 스캔하시면 동영상이 재생됩니다

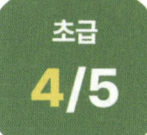

음악의 정박에 맞춰서 몸을 DOWN! DOWN!

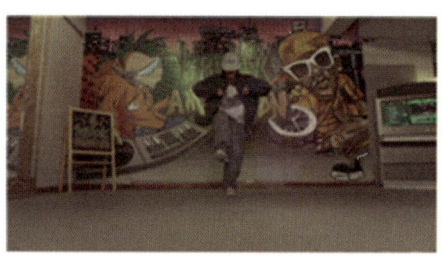

1. 오른 무릎을 수직으로 허리 높이까지 올려주며 양팔을 접어 준다.

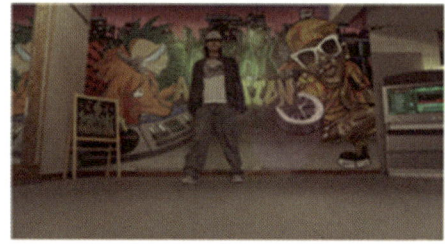

2. 오른쪽 방향으로 오른발을 내리고 양팔을 내려준다.

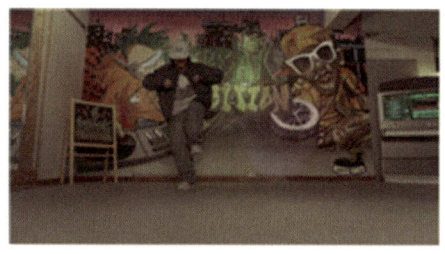

3. 왼 무릎을 수직으로 허리 높이까지 올려주며 양팔을 접어준다.

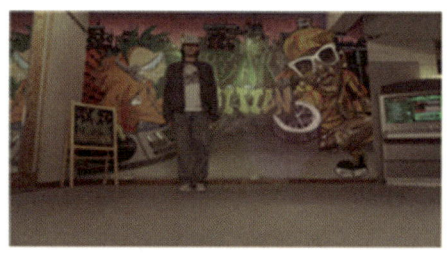

4. 왼발을 제자리에 내리고 양팔을 내려준다.

# Turn & down bounce

**턴 & 다운 바운스**  *QR코드를 스캔하시면 동영상이 재생됩니다

**초급 5/5**

작게 작게, 크게 크게 등 다양하게 턴을 해보자!

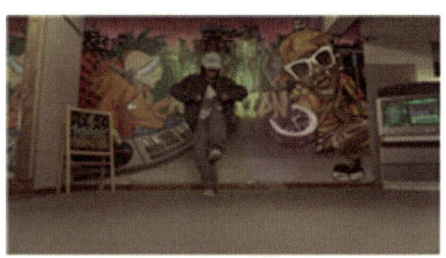

1. 왼 무릎을 수직으로 허리 높이까지 올려주며 양팔을 접어준다.

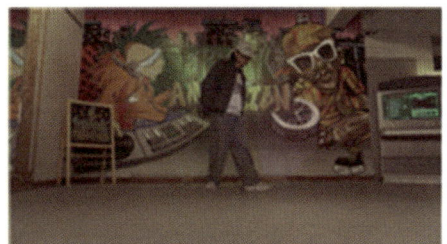

2. 왼 방향으로 왼발을 내리고 양팔을 내려준다. 이때 몸은 30도 왼쪽 방향을 바라봐 준다.

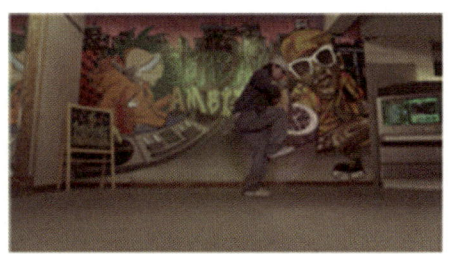

3. 오른 무릎을 수직으로 허리 높이까지 올려주며 양팔을 접어준다.

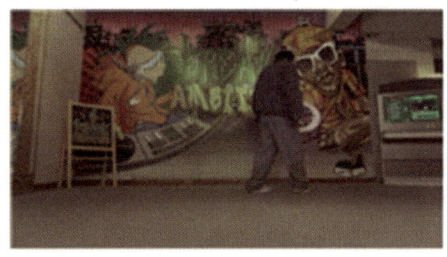

4. 오른발을 내리며 양팔을 내려주고 뒤를 바라본다.

# Turn & down bounce

턴 & 다운 바운스

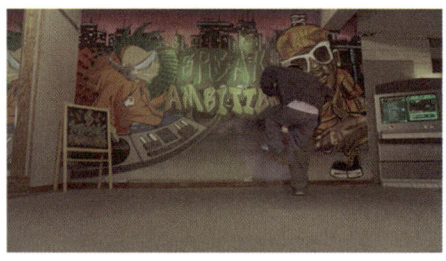

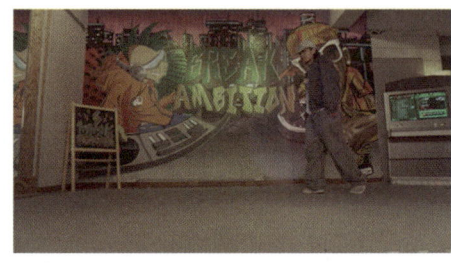

5. 왼 무릎을 수직으로 접어주며 양팔을 접어준다.

6. 왼발을 정면 방향으로 내려놓으며 양팔을 내리고 오른쪽 방향을 바라봐 준다.

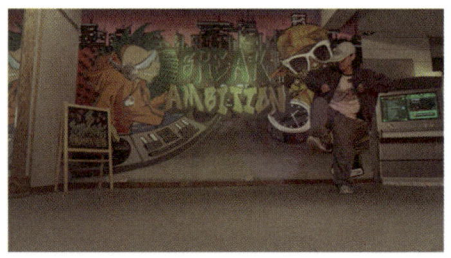

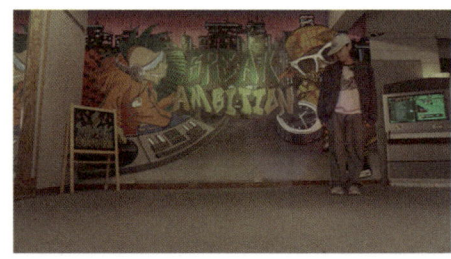

7. 오른 무릎을 수직으로 접고 양팔을 접어준다.

8. 오른발을 제자리에 내리며 양팔을 내려준다.

# LEVEL

## 3

# Back step go down

**백 스텝 고 다운**

*QR코드를 스캔하시면 동영상이 재생됩니다

**초급 1/5**

몸을 최대한 낮춰보자!

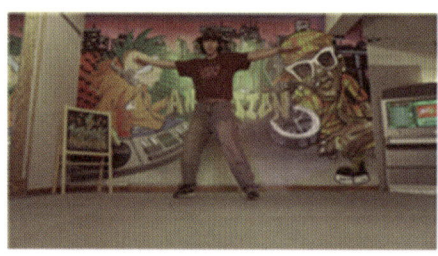

1. 양팔을 양옆 수직으로 펼치고 다리를 어깨너비로 벌려준다.

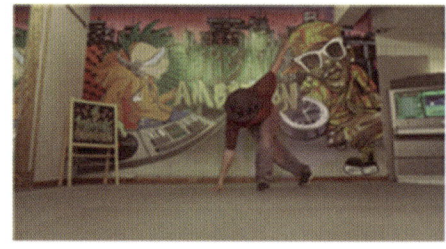

2. 오른손으로 오른발 위치에 있는 땅을 짚어주며 오른발을 왼발 뒤 사선 35도에 이동시켜준다.

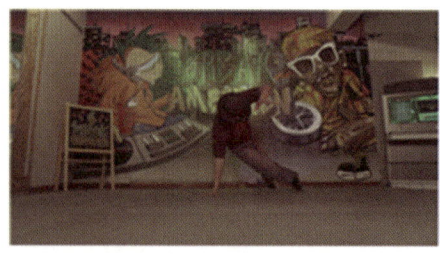

3. 오른손으로 몸을 지탱하며 왼발을 오른발 뒤 일직선으로 보내준다. 이때 뒤꿈치는 닿지 않는다.

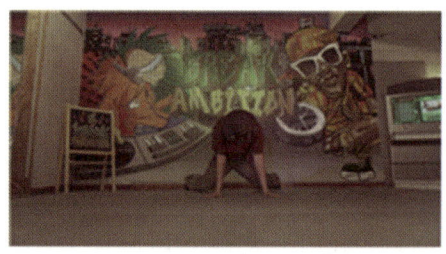

4. 왼손으로 오른발 위치에 있는 땅을 짚어주며 오른발을 오른손의 일직선 뒤에 보낸다. 이때 양발의 넓이는 어깨 넓이의 1.5 배이다.

# Forward roll

포워드 롤

*QR코드를 스캔하시면 동영상이 재생됩니다

**초급 2/5**

몸을 최대한 공처럼 말아봐!

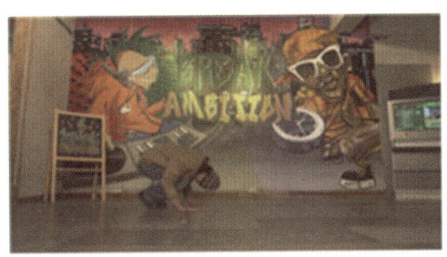

1. 양발을 최대한 접어 몸이 땅을 향하게 하고 양손으로 바닥을 짚어준다.

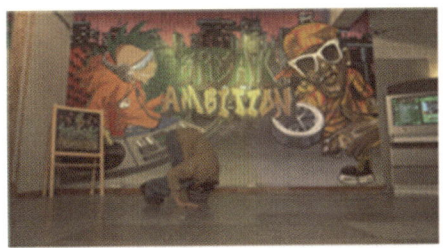

2. 머리를 양다리 무릎 방향으로 숙여준다.

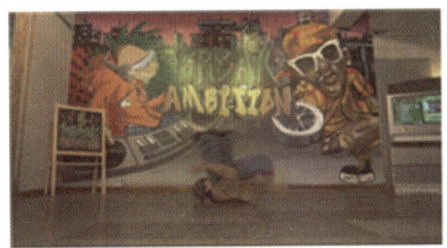

3. 머리 뒤쪽 부분을 땅에 닿게 하며 몸을 공처럼 동그랗게 말아준다.

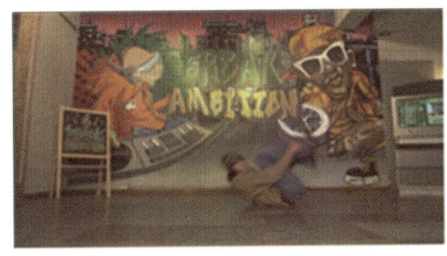

4. 무릎이 접힌 상태 그대로 몸 앞으로 힘을 보내며 목 어깨 허리 순으로 바닥에 닿게 한다.

# Forward roll

포워드 롤

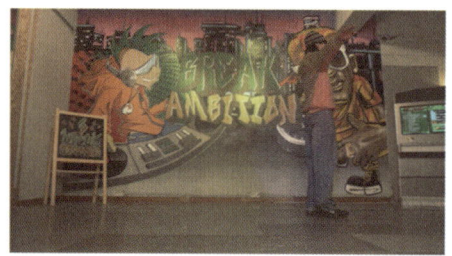

**5.** 양발을 바닥에 닿게 하고 접었던 무릎을 펴주며 일어난다.

# Hold feet pose

홀드 핏 포즈

*QR코드를 스캔하시면 동영상이 재생됩니다

**초급 3/5**

한발로 서서 2초는 버텨줘야 해!

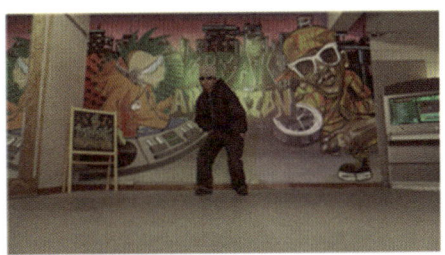

1. 다리를 어깨너비로 벌려주며 무릎을 20도 접어준다.

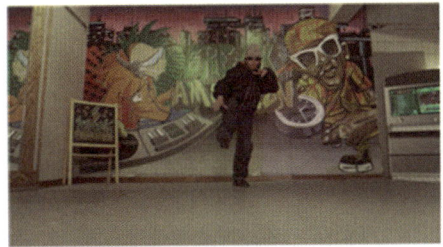

2. 오른발을 90도 접어주며 오른손을 오른발 방향으로 펼쳐준다.

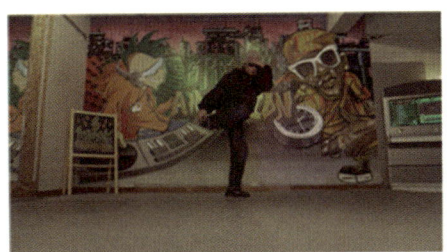

3. 오른발 바닥이 오른 방향을 보도록 틀어주며 오른손으로 오른발 바닥을 잡아준다. 이때 왼손은 이마를 잡는다.

# Indian step

인디언 스텝

*QR코드를 스캔하시면 동영상이 재생됩니다

**초급 4/5**

정면을 바라보면서 에너지 넘치게!

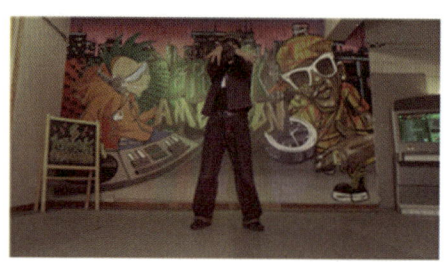

1. 다리를 어깨너비로 벌린 상태에서 양손을 정면 방향으로 모아준다.

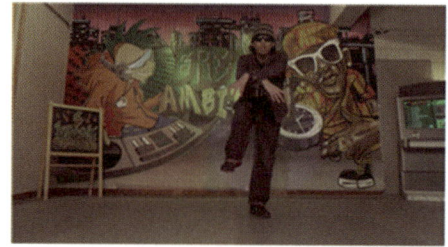

2. 오른발을 90도 접어주며 양손을 무릎방향으로 내려준다.

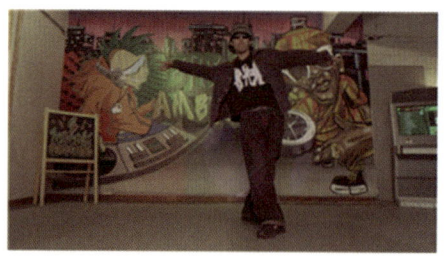

3. 오른발을 왼발 앞에 내려놓는다. 이때 오른발은 45도 뒤꿈치를 틀어주며 양손을 펼쳐준다.

# Side step

사이드 스텝　　　　　　　　　*QR코드를 스캔하시면 동영상이 재생됩니다

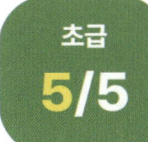

초급 5/5

손과 다리를 쭉쭉 펴보자!

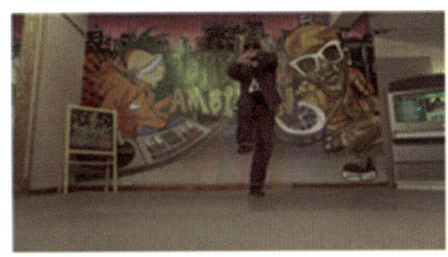

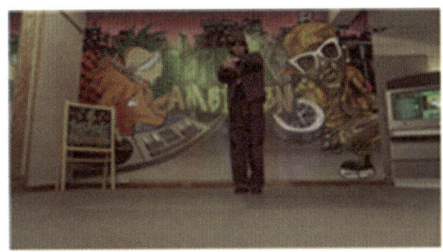

1. 오른발을 90도 들어주며 양팔을 어깨 높이에서 잡아준다.

2. 오른발만 제자리에 내려놓는다.

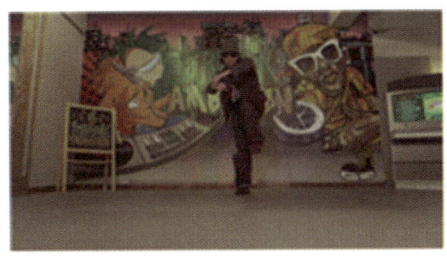

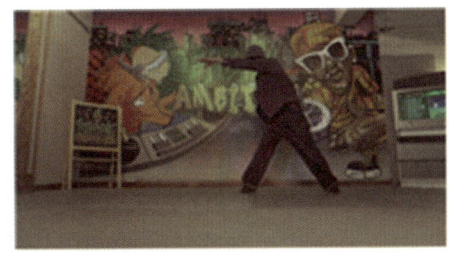

3. 왼발을 90도 들어주며 몸을 숙여준다.

4. 왼발을 왼쪽 방향으로 어깨너비의 1.5배 위치에 내려놓는다. 이때 왼손을 수직 오른 방향으로 펴준다.

# Side step

사이드 스텝

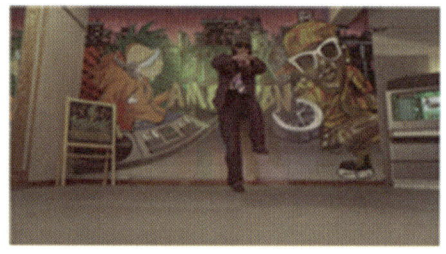

5. 왼발을 90도 접어주고 양손을 다시 모아준다.

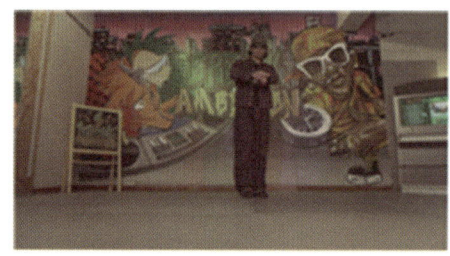

6. 왼발을 제자리에 내려놓는다.

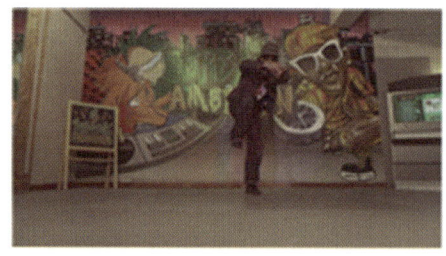

7. 오른발을 90도 들어주며 몸을 숙여준다.

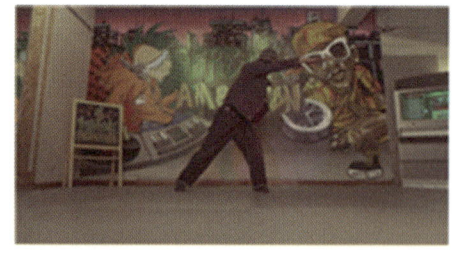

8. 오른발을 오른쪽 방향으로 어깨넓이의 1.5배 위치에 내려놓는다. 이때 오른손을 수직 왼쪽 방향으로 펴준다.

L
E
V
E
L

**4**

## Bicycle footwork

바이시클 풋워크

*QR코드를 스캔하시면 동영상이 재생됩니다

**초급 1/5**

무릎을 확실하게 몸 쪽으로 올려줘!

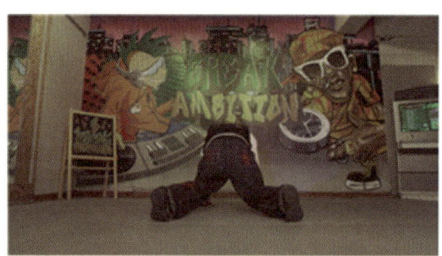

1. 양손을 어깨너비로 바닥에 짚어주고 양다리는 어깨너비의 1.5배 정도 벌려준다. 이때 무릎은 바닥에 닿지 않는다.

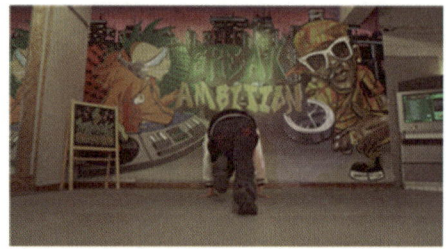

2. 왼발을 90도 접어주며 무릎이 가슴을 향하도록 한다. 이때 오른발을 몸의 수직 방향으로 이동시켜준다.

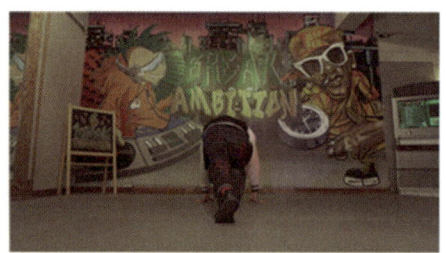

3. 왼발을 펴주고 오른발을 90도 접어주며 반복한다. 이때 머리와 허리는 평평하게 만들어주며 뒤꿈치는 닿지 않는다.

# Double indian step

더블 인디언 스텝

*QR코드를 스캔하시면 동영상이 재생됩니다

**초급 2/5**

점프로 멀리 이동해 봐!

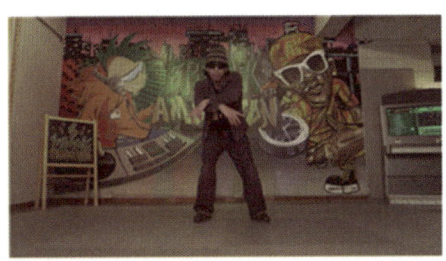

1. 다리를 어깨너비로 벌린 상태에서 양손을 정면 방향으로 교차하여 펼쳐주며 정면을 바라본다.

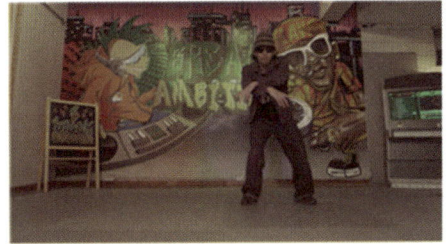

2. 그 상태로 왼쪽 방향으로 단번에 점프하여 모양을 유지해준다.

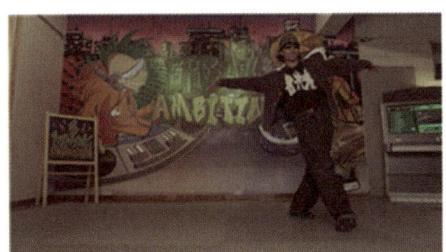

3. 오른발을 왼발 앞으로 내려놓으며 뒤꿈치를 몸의 바깥으로 45도 틀어준다. 이때 양손을 어깨 양옆으로 펼쳐준다.

## Kick & side step

킥 & 사이드 스텝

*QR코드를 스캔하시면 동영상이 재생됩니다

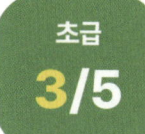

발을 앞으로 힘차게 차 줘!

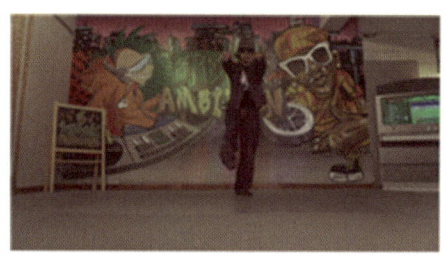

1. 오른발을 정면 방향으로 30도 들어 준다. 이때 손은 정면으로 펼쳐준다.

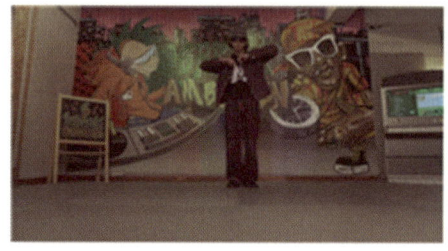

2. 양손을 가슴 쪽으로 모아주며 오른 발을 제자리에 내려놓는다.

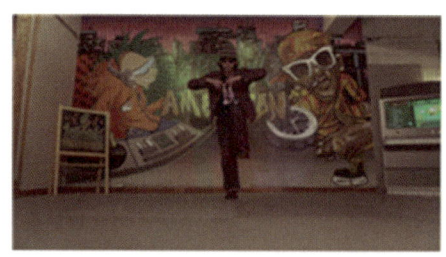

3. 왼발을 허리 높이까지 90도 접어준 다.

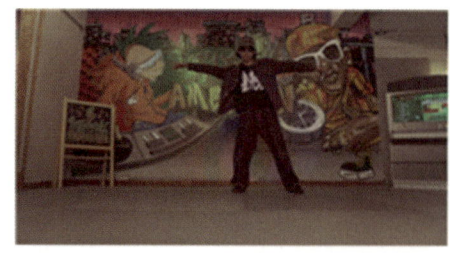

4. 왼발을 어깨너비의 1.5배 위치에 내려놓으며 접었던 양손을 펼쳐준다.

# Knee work

니 워크

*QR코드를 스캔하시면 동영상이 재생됩니다

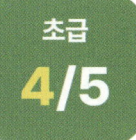

초급 4/5

무릎을 바닥에 세게 내리지 말고!

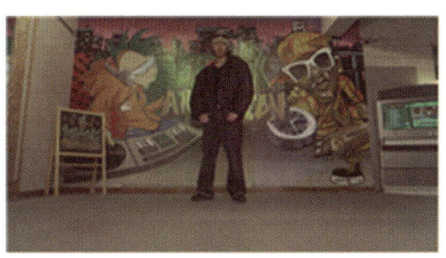

1. 다리를 어깨너비로 벌려주고 정면을 바라본다.

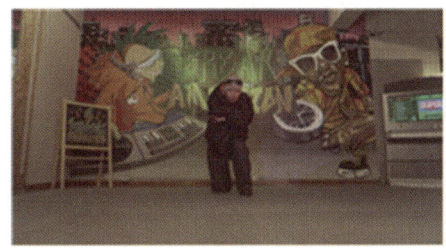

2. 오른 다리를 뒤로 보내 오른 무릎을 땅에 닿게 한다. 이때 왼발도 90도 접어준다.

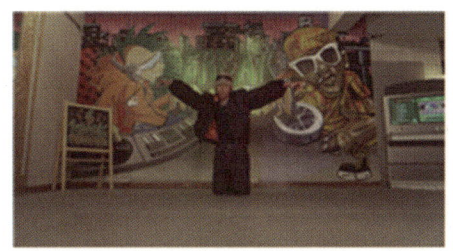

3. 앞에 있던 왼발을 오른 무릎이 있는 방향으로 같이 이동하며 양 무릎을 바닥에 닿게 한다.

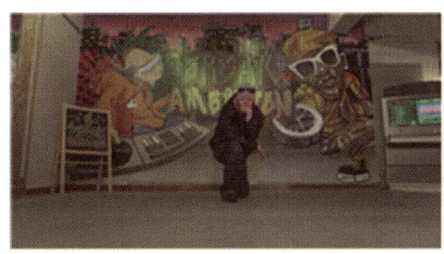

4. 접었던 오른 무릎을 가슴 쪽으로 들어주며 몸의 정면 방향으로 나오게 하여 발바닥으로 바닥을 짚어주며 포즈를 취한다.

# Open baby freeze

오픈 베이비 프리즈

*QR코드를 스캔하시면 동영상이 재생됩니다

**초급 5/5**

드디어 프리즈의 기본! 오래 버텨봐! 30초!

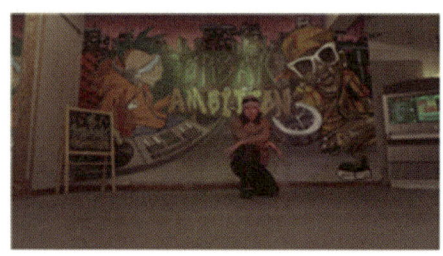

1. 오른발을 몸 앞에 내려놓으며 왼 무릎을 땅에 닿게 한다.

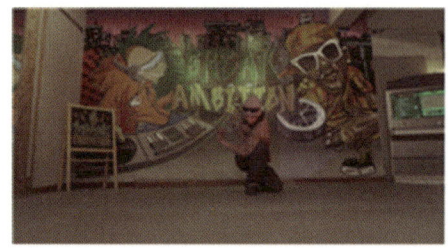

2. 왼 팔꿈치를 오른 무릎 오른쪽 부분에 걸어주며 고정한다.

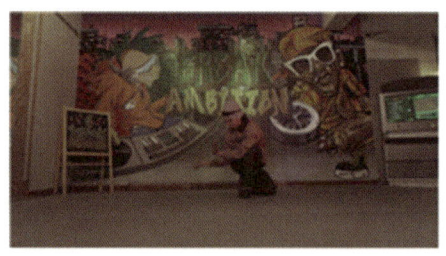

3. 오른쪽 배의 옆구리 부분에 오른 팔꿈치를 걸어주며 고정한다.

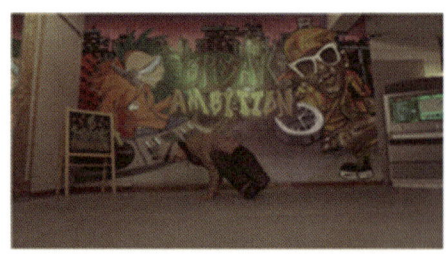

4. 그 상태로 오른 방향으로 내려가며 양손바닥을 바닥에 닿게 한다.

# Open baby freeze

오픈 베이비 프리즈

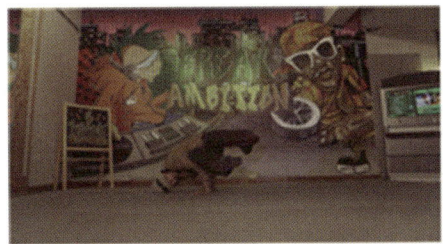

5. 머리를 최대한으로 내려 땅바닥에 닿게 하고 팔꿈치에 걸려있던 발들을 공중으로 들어주며 포즈를 만든다.

LEVEL

5

# 6step footwork

**식스 스텝 풋워크**　　　　　　　　　　*QR코드를 스캔하시면 동영상이 재생됩니다

**초급 1/5**

드디어 풋워크의 기본! 6번의 스텝으로 제자리에 돌아와야 해!

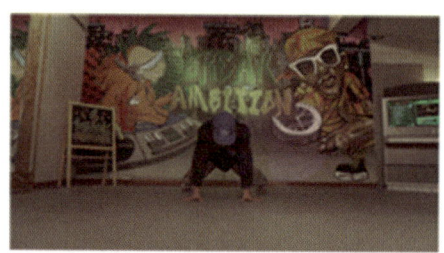

1. 양팔을 어깨너비로 벌려주어 땅을 짚어주고 양다리를 어깨너비 1.5배로 벌려주며 무릎은 바닥에 닿지 않는다.

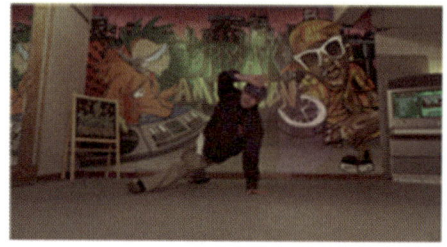

2. 오른손을 공중으로 들며 왼발을 왼손과 같은 선상으로 이동시켜준다.

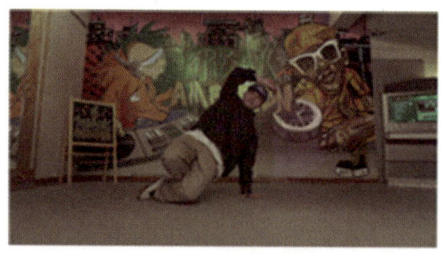

3. 뒤에 있던 오른발을 왼무릎 뒤로 이동시켜주며 이때 두 다리에 빈 공간이 없도록 완벽하게 모아준다.

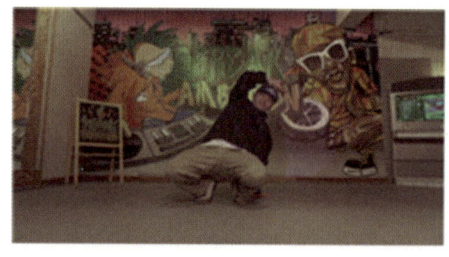

4. 접혀있는 왼발을 오른발과 같은 선상으로 이동시켜준다. 이때 뒤꿈치는 닿지 않으며 무릎은 정면 방향을 바라볼 수 있도록 만들어준다.

# 6step footwork

식스 스텝 풋워크

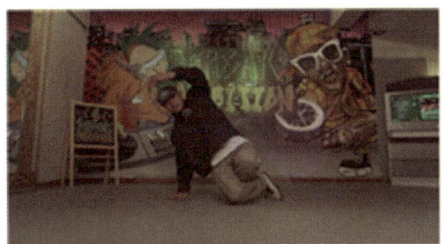 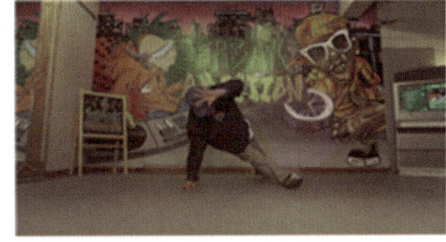

5. 오른손으로 바꾸어 주며 오른다리의 허벅지 뒷부분을 왼발 발목부분에 보내주어 두 다리의 공간이 없도록 한다. 이때 오른 다리는 90도 접어준다.

6. 왼 다리를 일직선 방향으로 몸의 뒤로 보내준다. 이때 두 다리의 무릎을 완전히 펴준다.

# Bronx turn step

브롱스 턴 스텝 　　　　　　　　　　　*QR코드를 스캔하시면 동영상이 재생됩니다

**초급 2/5**

앞으로 걷듯이 해봐!

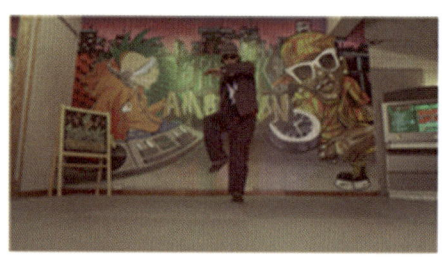

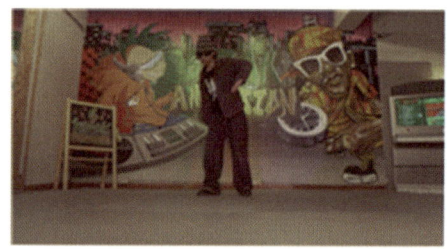

1. 오른발을 허리 높이까지 오른쪽방향으로 접어주며 왼손을 가슴 높이까지 들어준다.

2. 오른발을 오른쪽 위치에 내려놓으며 왼팔을 정면으로 펼쳐준다.

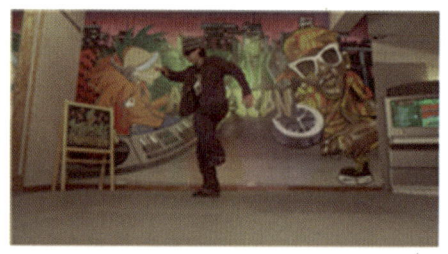

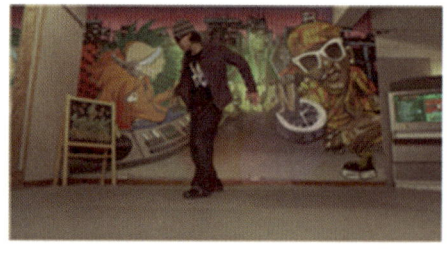

3. 몸이 오른쪽을 바라본 상태에서 왼발을 허리 높이까지 들어준다. 오른팔을 가슴 높이까지 접어준다.

4. 정면 방향으로 왼발을 내리며 오른팔을 펼쳐준다. 이때 몸은 오른쪽을 바라본다.

# Bronx turn step

브롱스 턴 스텝

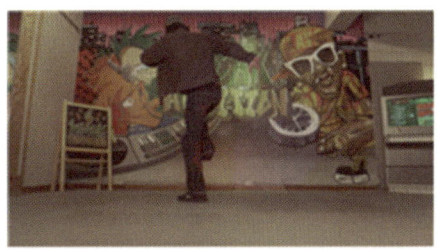 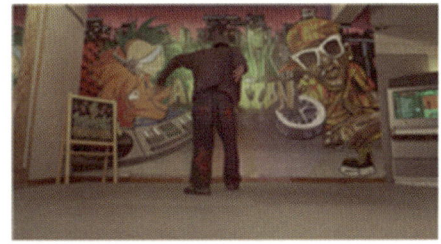

5. 오른발을 허리 높이까지 올려주며 왼팔을 가슴 높이까지 들어준다. 이때 몸은 뒤를 바라본다.

6. 계속 반복하여 오른쪽 뒤 방향으로 조금씩 원을 그리며 돌아준다.

# Front kick step

**프론트 킥 스텝**

*QR코드를 스캔하시면 동영상이 재생됩니다

**초급 3/5**

제자리에서 해야 해! 앞으로 가면 안 돼!

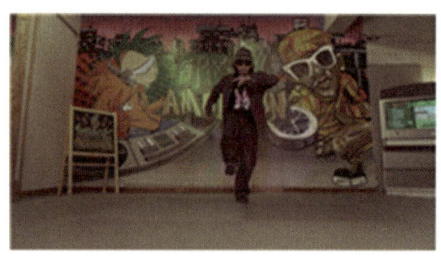

1. 오른발을 허리 높이까지 90도 접는다. 이때 왼팔을 가슴 높이까지 들어준다.

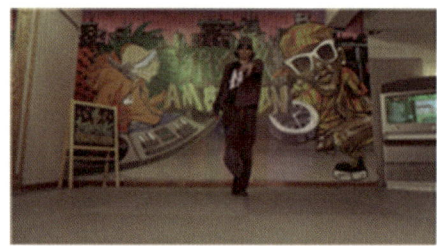

2. 오른발을 정면 30도 높이에 펼쳐주며 왼손도 정면으로 펼쳐준다.

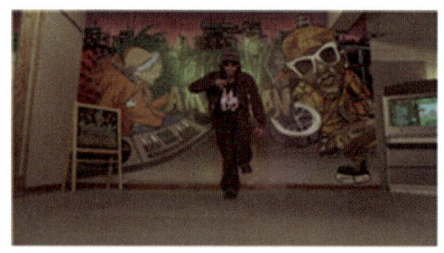

3. 왼발을 허리 높이까지 90도 접어준다. 이때 오른팔을 가슴 높이까지 들어준다.

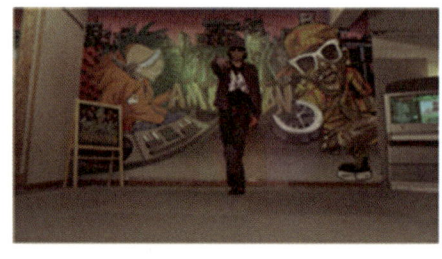

4. 왼발을 정면 30도 높이에 펼쳐주며 오른손도 정면으로 펼쳐준다.

# Hook pose

**후크 포즈**

*QR코드를 스캔하시면 동영상이 재생됩니다

**초급 4/5**

다리를 확실하게 접고 정면을 향해 보여줘!

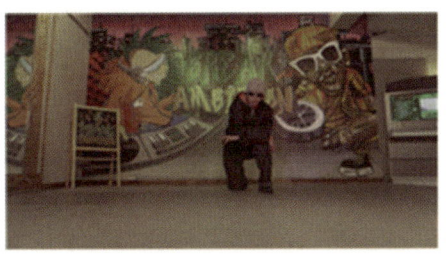

1. 오른발을 뒤로 보내 오른 무릎을 바닥에 내려놓는다. 이때 왼무릎 또한 90도 접어준다.

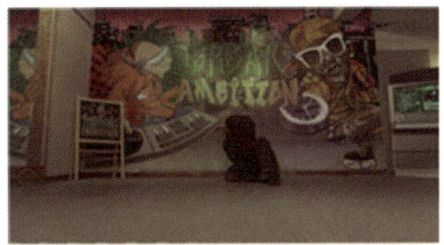

2. 오른손을 몸 뒤에 짚어주며 몸을 뒤로 이동시켜 오른쪽 허벅지가 바닥에 닿게 한다.

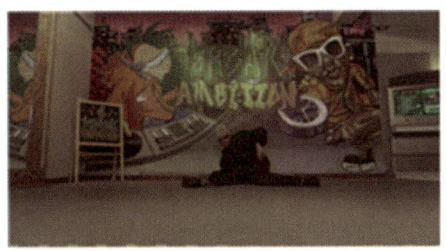

3. 오른발을 오른쪽 방향으로 펴주며 왼 무릎의 왼쪽 부분을 바닥에 닿게 한다. 이때 오른손은 팔꿈치 부분까지 땅에 닿게 한다.

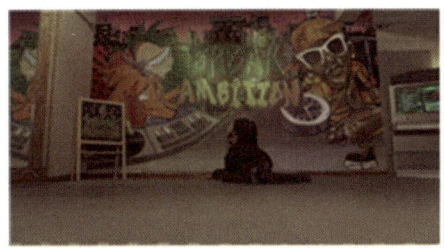

4. 펼쳤던 오른발을 왼 무릎 위에 올려주며 왼손으로 이마를 잡아주어 포즈를 취한다.

# Nike pilot freeze

**나이키 파일럿 프리즈**

*QR코드를 스캔하시면 동영상이 재생됩니다

**초급 5/5**

윈드밀을 위해서 이 프리즈는 꼭 해야 할 거야! 30초!

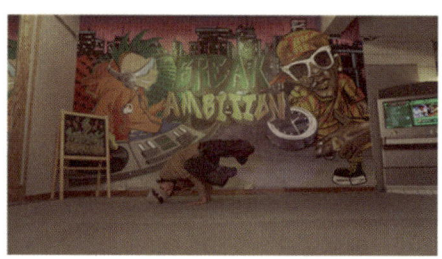

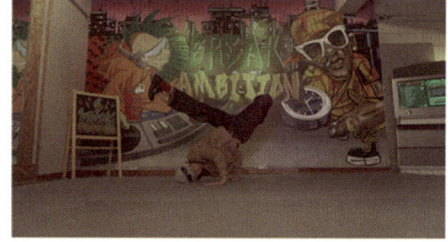

1. 베이비 프리즈 자세를 만들어준다.

2. 왼 팔꿈치에 걸려있던 오른발을 몸의 뒤쪽 방향으로 들어준다. 왼 다리를 머리가 있는 방향으로 무릎을 완전히 펴서 고정시켜준다.

¿ MISSION ?

# MISSION LEVEL 1~5

## back roll

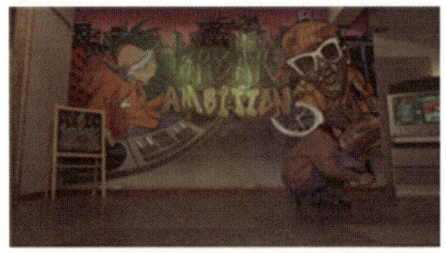

1. 두 무릎을 가슴 쪽으로 당기고 앉아 턱을 가슴에 붙인다.

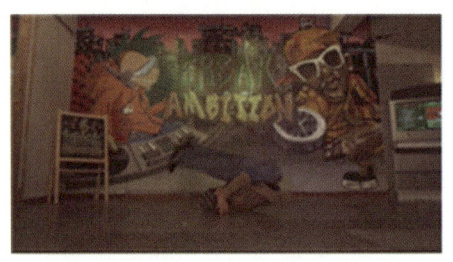

2. 손바닥은 어깨 옆 바닥에 대고 팔꿈치를 바깥쪽으로 벌린다.

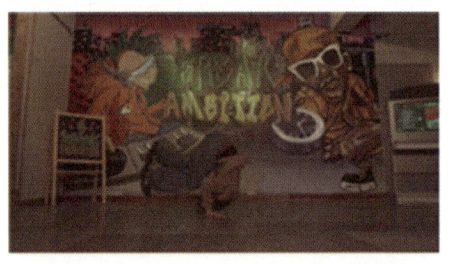

3. 허리를 둥글게 말아 몸을 뒤로 굴리며, 뒷머리가 바닥에 닿지 않도록 주의한다.

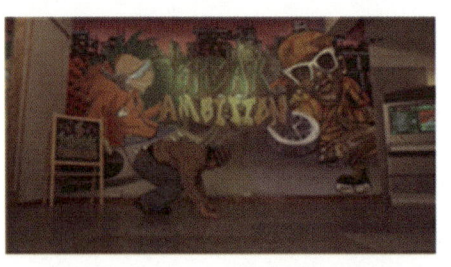

4. 손으로 바닥을 밀어 몸이 부드럽게 구르도록 도와준다.

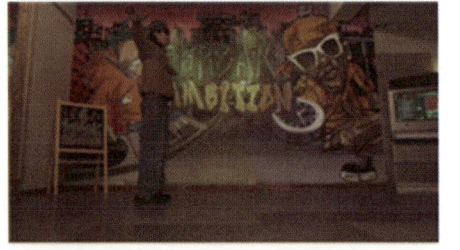

5. 발이 바닥에 닿으면 무릎을 펴면서 자연스럽게 일어선다.

# ! MISSION　　　　　　　　LEVEL 1~5

## back spin

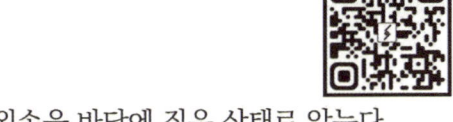

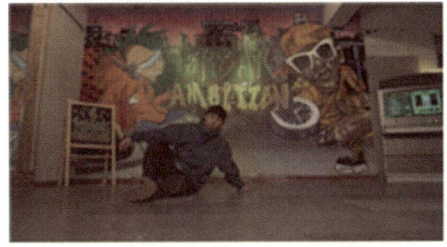

1. 왼손을 바닥에 짚은 상태로 앉는다.

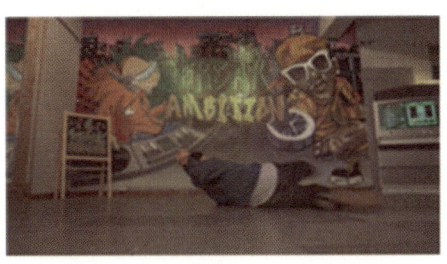

2. 먼저 왼 다리와 배를 왼쪽으로 살짝 밀며, 왼손을 옆으로 뻗으며 눕는다.

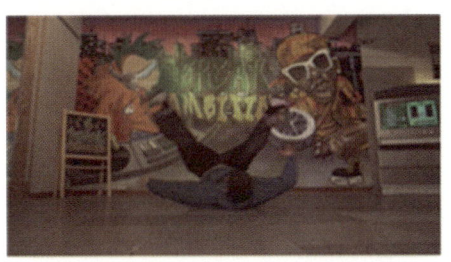

3. 오른 다리를 최대한 크게 반시계 방향으로 돌린다. 이때 오른발이 얼굴 앞을 정확히 지날수록 좋다.

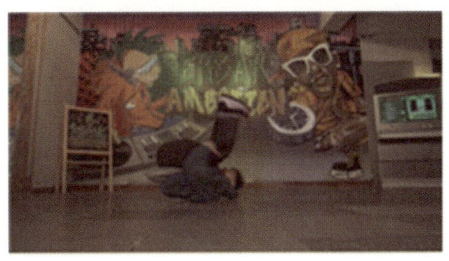

4. 다리가 충분히 벌어지고 나면 등 (날개뼈 사이)으로 중심을 잡으며, 다리를 움츠린다.

# ! MISSION  LEVEL 1~5

## Cartwheel

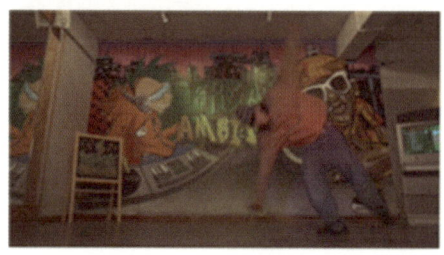

1. 오른쪽 방향으로 한 발을 내디디며 몸의 무게를 이동시킨다.

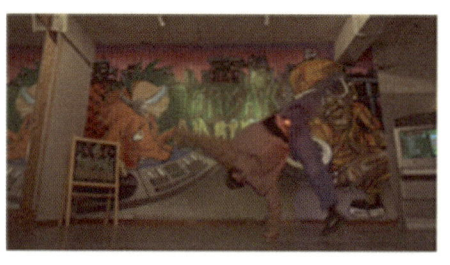

2. 상체를 기울여 양손을 바닥에 차례로 짚는다.

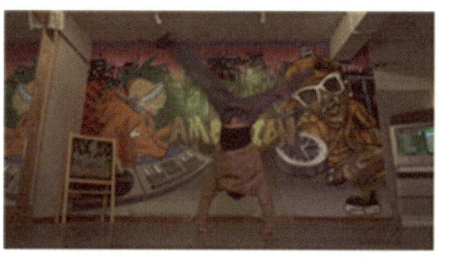

3. 다리를 힘껏 차올려 공중에서 물구나무를 만든다.

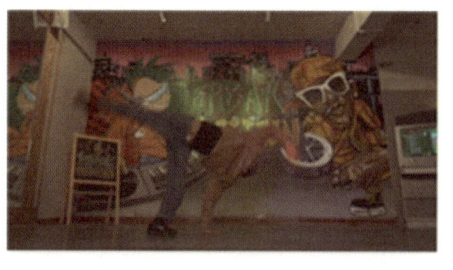

4. 다리를 차례로 내려 한 발씩 짚는다.

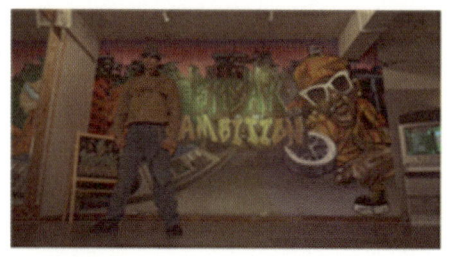

5. 두 발로 균형을 잡으며 일어난다.

# MISSION

## LEVEL 1~5

## Hip spin

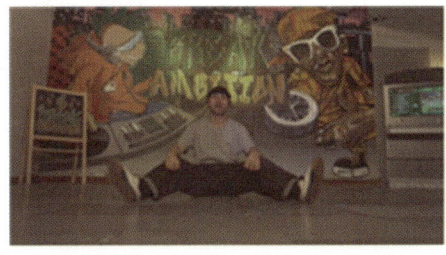

1. 다리를 적당한 넓이로 벌리고, 엉덩이를 바닥에 대고 앉아준다.

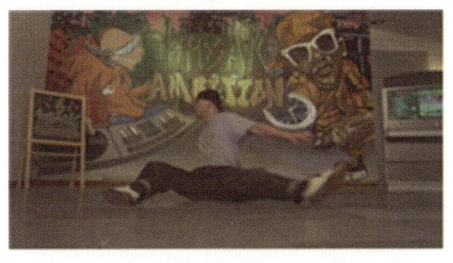

2. 허리를 오른쪽으로 최대한 비틀어 오른손을 뒤에 짚는다.

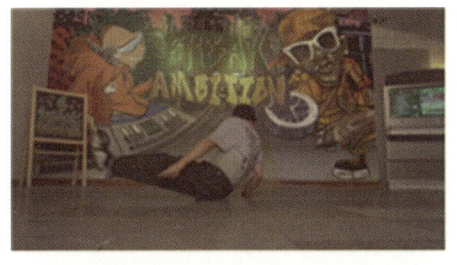

3. 뒤에 짚은 오른손으로 강하게 자신의 몸을 당겨 회전을 일으킨다.

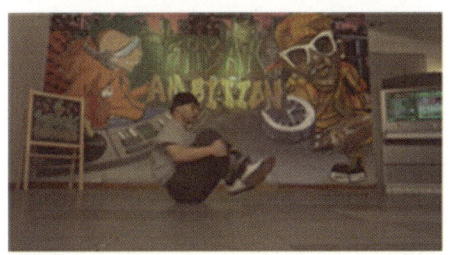

4. 쓰러지지 않게 엉덩이로 중심을 잡으면서 다리를 모아준다.

¡ CLEAR !

LEVEL

6

# 7step footwork

**세븐스텝 풋워크**

*QR코드를 스캔하시면 동영상이 재생됩니다

> **초급 1/5**  7번의 스텝으로 제자리로 돌아와 보자!

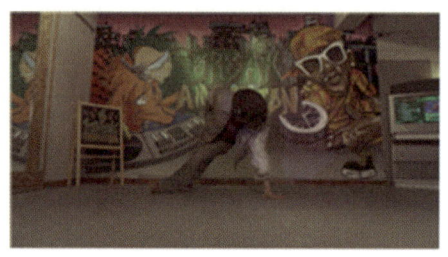

1. 식스 스텝 두 번째 자세를 만들어 준다.

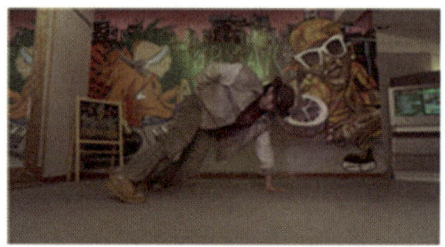

2. 오른 다리가 왼 다리를 넘고 정면 방향으로 펼쳐준다.

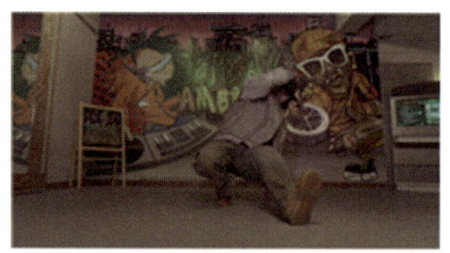

3. 오른 다리를 왼발과 같은 선상에 정면으로 내려놓는다. 이때 양발의 넓이는 어깨너비로 만들어준다.

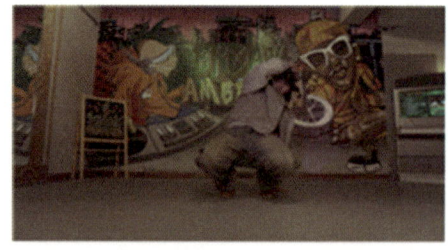

4. 왼발을 정면 방향으로 펼쳐서 보내주며 오른 다리를 접어준다.

# 7step footwork

세븐스텝 풋워크

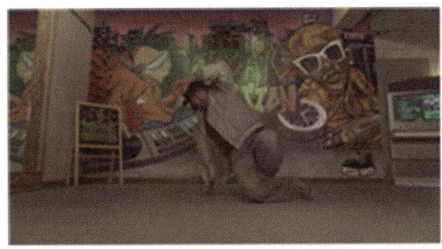 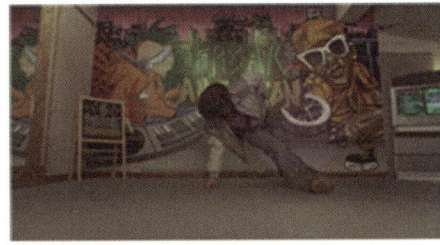

5. 왼발을 접어주어 양 무릎이 같은 선상에 놓이도록 한다.

6. 이후의 동작은 식스 스텝 자세와 동일하게 진행해 준다.

# Back shuffle

백 셔플

*QR코드를 스캔하시면 동영상이 재생됩니다

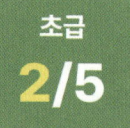

발이 안 보이도록 계속 더 빠르게 해보자!

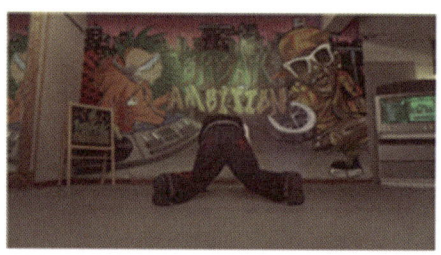

1. 바이씨클 첫 번째 자세를 만들어준다.

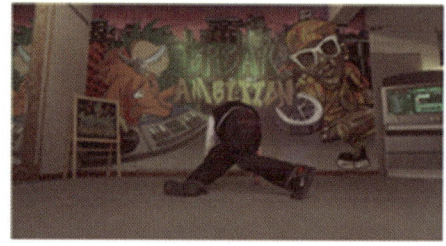

2. 오른 다리를 왼쪽으로 왼쪽 다리를 오른쪽으로 이동시켜 준다. 양다리는 어깨너비의 1.5배로 벌려준다.

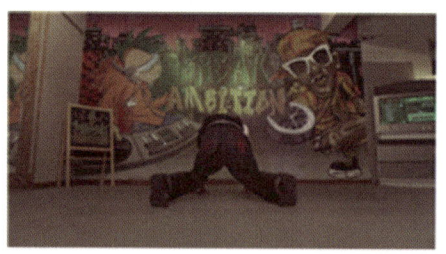

3. 다시 첫 번째 자세를 만들어준다.

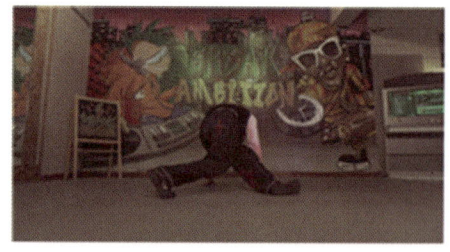

4. 왼 다리를 오른쪽으로 오른 다리를 왼쪽으로 이동시켜준다.

# Back shuffle

백 셔플

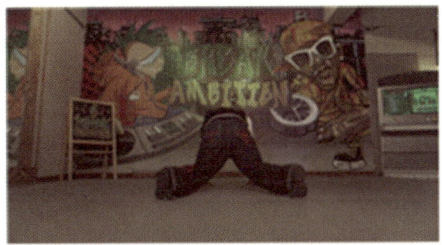

**5.** 다시 첫 번째 자세를 만들어준다.

# Criss cross

**크리스 크로스**

*QR코드를 스캔하시면 동영상이 재생됩니다

**초급 3/5**

몸을 좌우로 흔들면서!

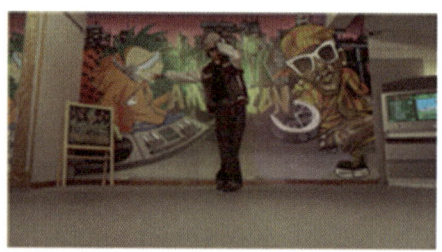

1. 오른 다리를 왼 다리 앞으로 교차해준다. 이때 왼손은 이마를 잡아준다.

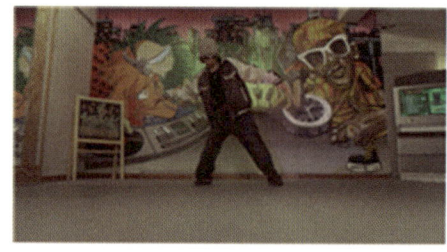

2. 양다리를 어깨너비 1.5배로 펼쳐주며 양손을 몸 옆으로 펼쳐준다. 이때 몸은 오른쪽 방향으로 30도 기울어지게 한다.

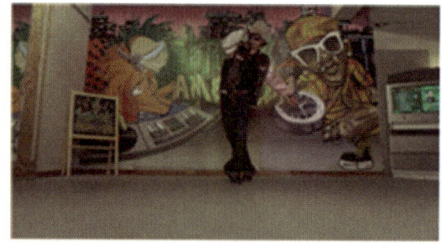

3. 왼 다리를 오른 다리 앞으로 교차해준다. 이때 오른손은 이마를 잡아준다.

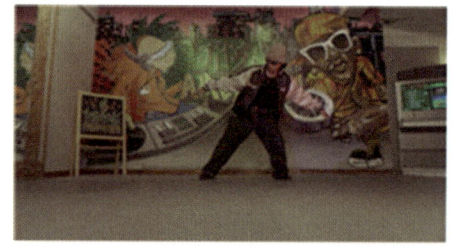

4. 양다리를 어깨너비 1.5배로 펼치며 양손을 몸 옆으로 펼쳐준다. 이때 몸은 왼쪽 방향으로 30도 기울어지게 한다.

# Hook go down

후크 고 다운

*QR코드를 스캔하시면 동영상이 재생됩니다

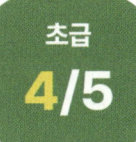
초급 4/5

멋지게 마무리 포즈를 만들어 봐!

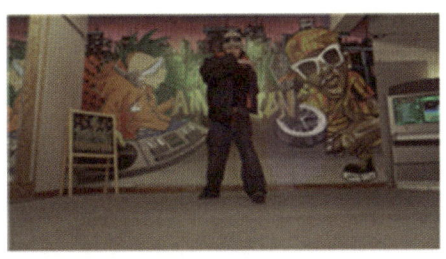

1. 왼발을 정면 방향으로 보내고 오른손을 가슴 높이까지 들어준다.

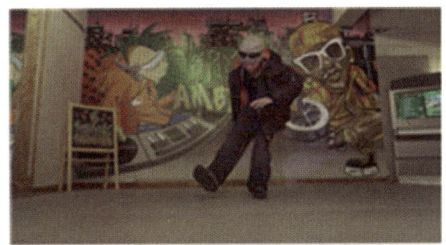

2. 오른발을 정면 방향으로 공중에 10도 들어주고 몸을 무릎 방향으로 숙여준다. 이때 왼발로 몸을 지탱해 준다.

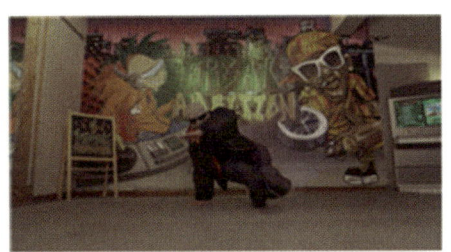

3. 오른손으로 바닥을 짚어주고 오른발을 왼발 앞으로 이동해 준다.

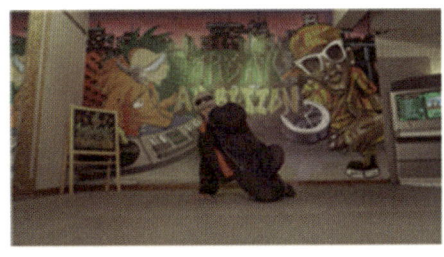

4. 오른발로 왼발을 감싸주며 포즈를 만들어준다.

# Side triple

사이드 트리플

*QR코드를 스캔하시면 동영상이 재생됩니다

초급
**5/5**

힘을 주면서 음악에 맞춰서 해봐!

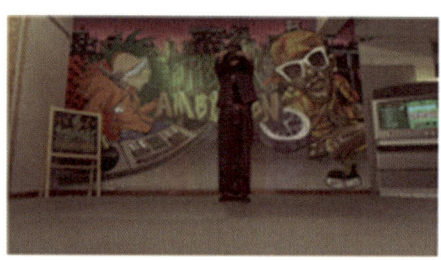

1. 양팔을 교차해서 정면으로 펼쳐준다.

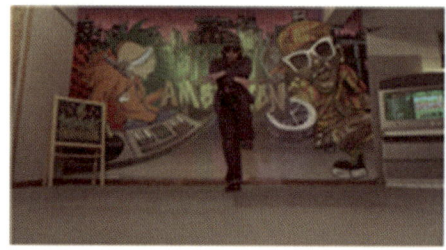

2. 왼발을 접어주며 몸을 약간 숙여준다.

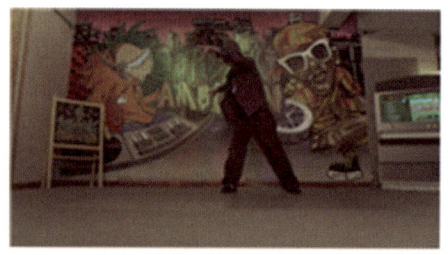

3. 왼발을 왼쪽 방향으로 내려놓는다. 이때 왼팔을 정면으로 펼쳐준다.

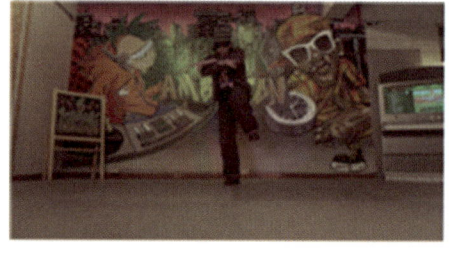

4. 왼발을 다시 접고 2의 모양을 다시 만들어 준다.

# Side triple

사이드 트리플

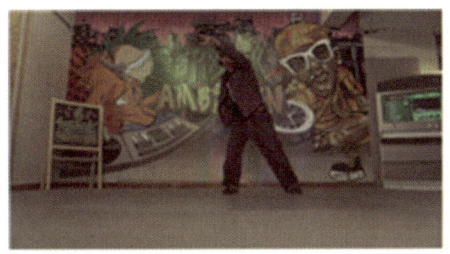

5. 다시 3의 모양을 만들어준다.

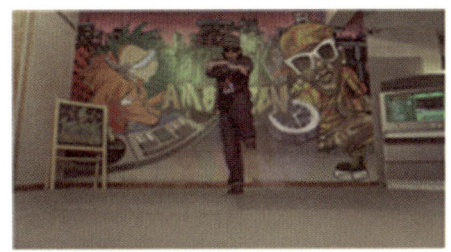

6. 다시 2,4의 모양을 만들어준다.

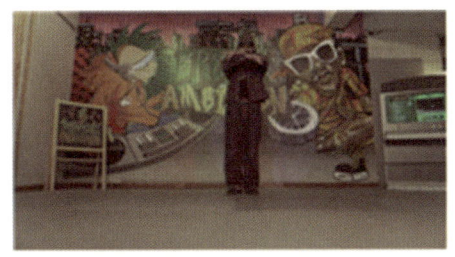

7. 왼발을 제자리에 내려놓는다.

L
E
V
E
L

7

# 5step footwork

**파이브스텝 풋워크**

*QR코드를 스캔하시면 동영상이 재생됩니다

> 초급
> **1/5**

몸을 빠르게 움직여서 속도를 올려봐!

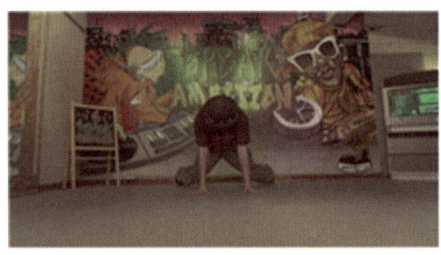

1. 식스 스텝 첫 자세를 만들어준다.

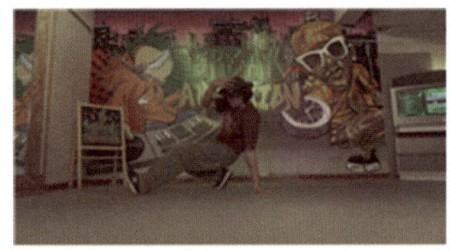

2. 오른손을 바닥에서 공중으로 보내며 왼발을 오른쪽 편으로 펼쳐서 이동시킨다. 이때 오른 다리는 접는다.

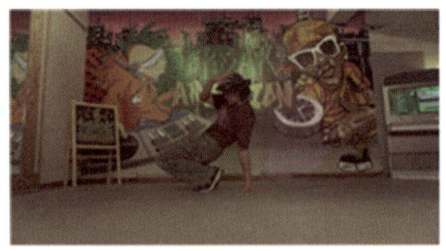

3. 왼발을 오른발과 같은 선상으로 이동시킨다.

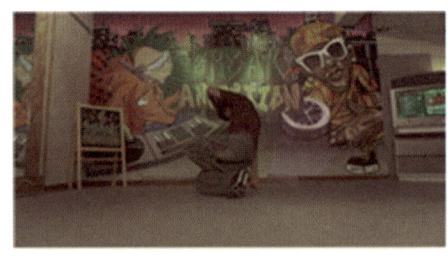

4. 이후부터의 동작은 식스 스텝의 들어오는 다섯 번째 동작으로 진행한다.

# 5step footwork

**파이브스텝 풋워크**

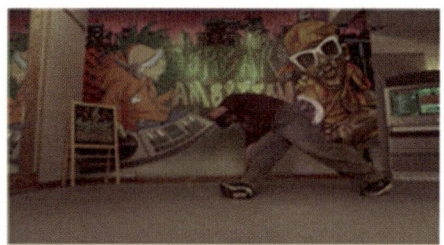

**5.** 이후부터의 동작은 식스 스텝의 들어오는 여섯 번째 동작으로 진행한다.

# Bronx & move

**브롱스 & 무브** *QR코드를 스캔하시면 동영상이 재생됩니다

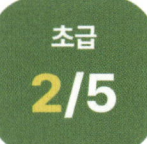

더 멀리 이동해 봐! 얼마나 갈 수 있을까?

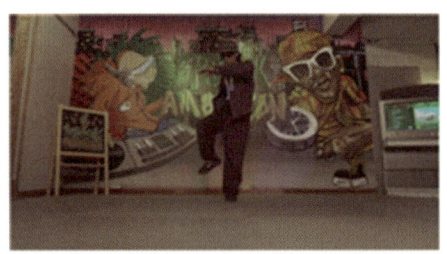

1. 턴 브롱스 자세로 오른 무릎을 들어 준다.

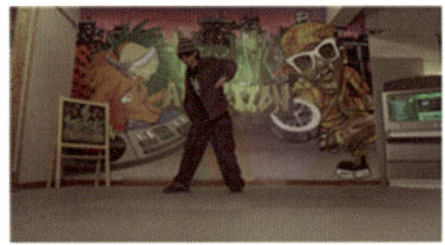

2. 턴 브롱스 자세로 오른발을 내려 놓는다.

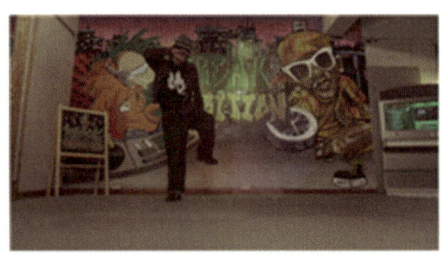

3. 턴 브롱스 자세로 왼 무릎을 들어 준다.

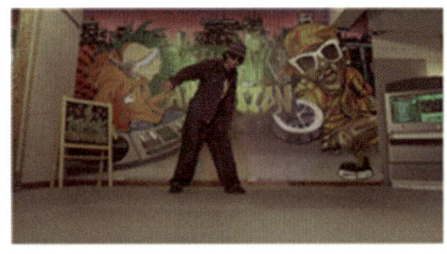

4. 턴 브롱스 자세로 왼발을 내려 놓는다.

# Bronx & move

브롱스 & 무브

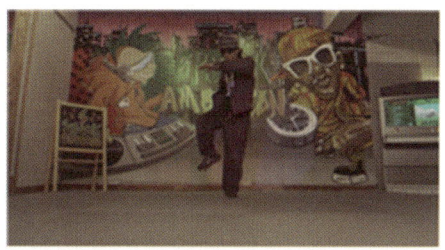

5. 한 번 더 오른 다리를 허리 높이까지 들어준다.

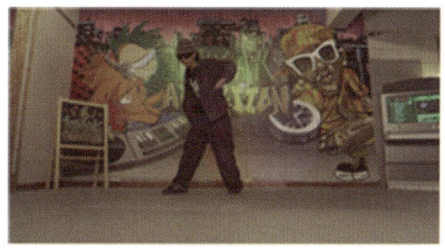

6. 오른 다리를 오른 방향을 향해 어깨너비로 내려놓는다.

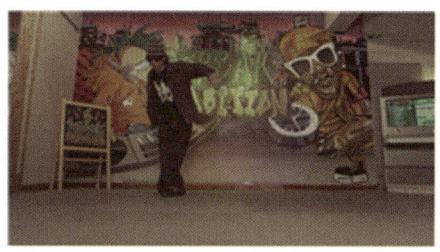

7. 오른쪽으로 다시 갈 때 왼발을 오른쪽 발 뒤로 이동한다.

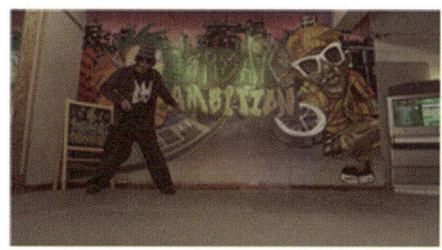

8. 오른발을 오른쪽 방향으로 어깨너비 1.5배 위치에 이동시켜준다.

# Gun baby freeze

건 베이비 프리즈

*QR코드를 스캔하시면 동영상이 재생됩니다

초급 3/5

진짜 총이 아닌 춤으로써 보여줘!

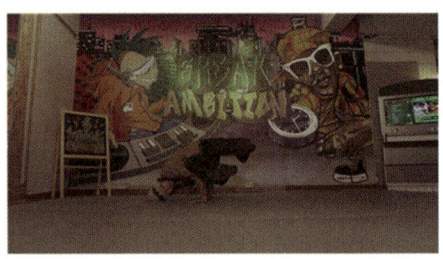

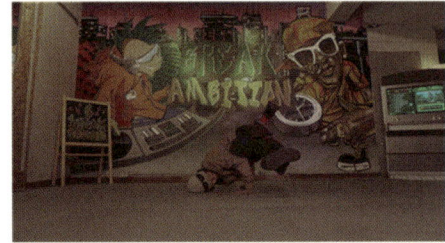

1. 베이비 프리즈 자세를 만든다.

2. 왼팔 팔꿈치에 걸려있는 오른발을 고정시킨 상태에서 왼발을 정면 방향으로 펼쳐준다. 이때 양다리가 교차되며 다리 사이 빈 공간이 없게 한다.

# Ninja spin footwork

**닌자 스핀 풋워크**  *QR코드를 스캔하시면 동영상이 재생됩니다

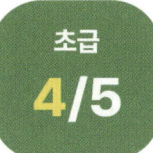

초급 4/5

빠르게 하면 할수록 좋아!

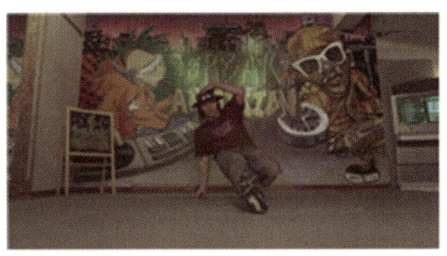

1. 오른손을 바닥에 짚고 오른발을 정면으로 펼쳐준다.

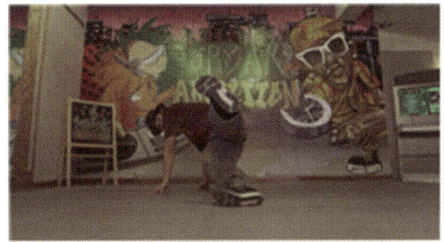

2. 왼손으로 오른쪽 바닥을 짚어주고 왼발을 정면을 향해 펼쳐준다.

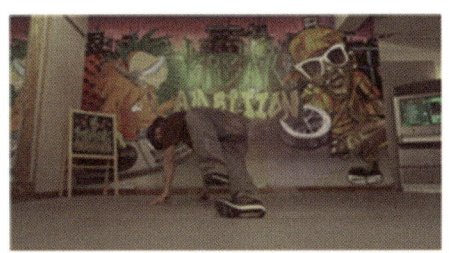

3. 왼발을 오른 무릎 위로 접어준다.

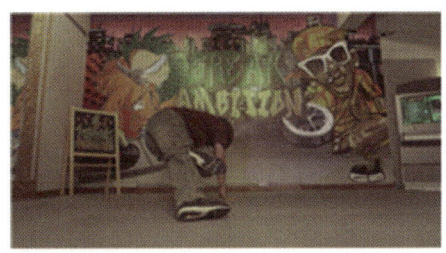

4. 몸을 오른 방향으로 반바퀴 돌게 한다.

# Ninja spin footwork

닌자 스핀 풋워크

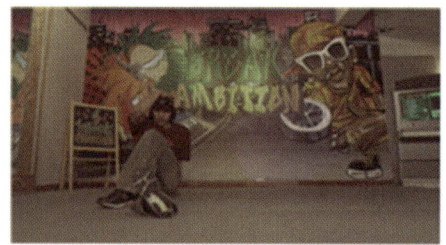

5. 반바퀴 더 돌아서 그대로 다리와 엉덩이가 땅에 닿도록 한다.

# Poe one sweep go down

포 원 스윕 고 다운　　　　　　　　*QR코드를 스캔하시면 동영상이 재생됩니다

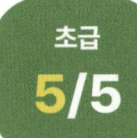

멋지게 정면을 바라보면서 포즈를 만들어봐!

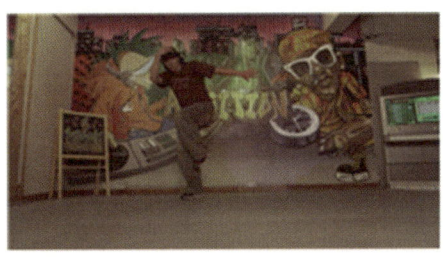

1. 왼 다리를 접어주며 오른손은 이마를 잡아준다.

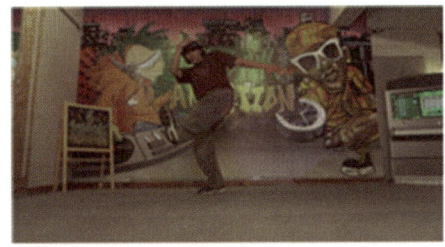

2. 왼 다리는 정면을 향해 펼쳐준다.

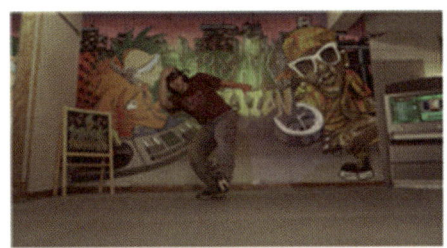

3. 오른 다리로 몸을 지탱하여 천천히 바닥으로 내려간다.

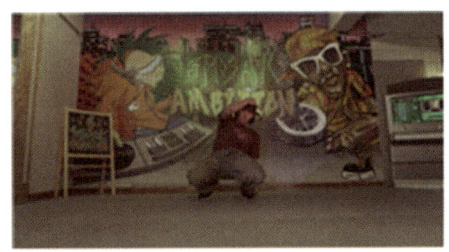

4. 왼손으로 땅을 짚어주며 무릎이 정면을 향하는 자세를 만들어준다.

LEVEL

8

# Chair freeze

체어 프리즈

*QR코드를 스캔하시면 동영상이 재생됩니다

**초급 1/5**

몸 위에 누군가가 앉더라도 안 무너질 정도로 안정성이 있어야 해!

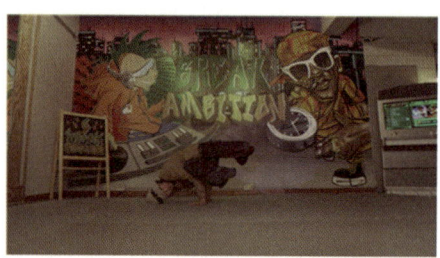

1. 베이비 프리즈 자세를 만든다.

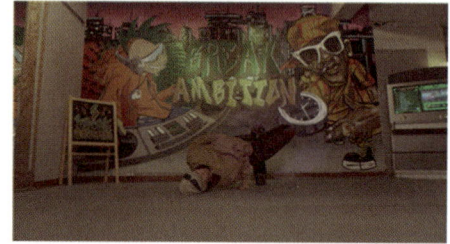

2. 뒤에 있던 왼 다리의 발바닥이 땅에 닿게 한다. 왼쪽 팔꿈치에 걸려있던 오른다리를 왼쪽 무릎 위에 올려준다. 이때 몸은 하늘을 바라본다.

# Dragon tail footwork

드래곤 테일 풋워크　　　　　*QR코드를 스캔하시면 동영상이 재생됩니다

**초급 2/5**

다리 하나를 동물의 꼬리처럼 부드럽게!

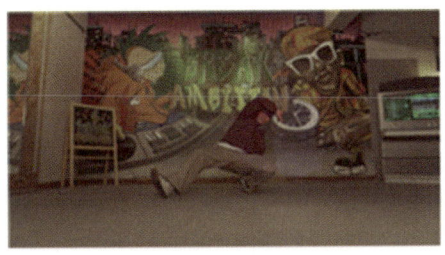

1. 식스 스텝 앞모양에서 오른 다리를 오른쪽 방향으로 펼쳐준다. 이때 왼손으로 몸을 지탱한다.

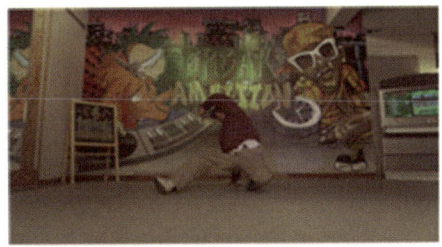

2. 오른손으로 바꾸어주며 몸이 오른 방향을 본다.

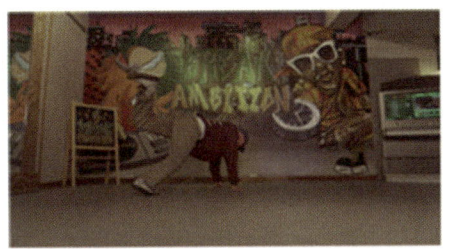

3. 왼손을 오른손 옆에 짚어주며 왼발을 왼손과 함께 몸의 정면까지 가지고 온다.

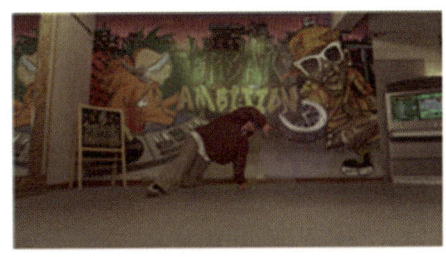

4. 그 상태로 정면의 뒤쪽 방향에 왼발을 착지시킨다.

# Hip twist indian step

힙 트위스트 인디언 스텝

*QR코드를 스캔하시면 동영상이 재생됩니다

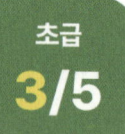

초급
3/5

브레이킹 기초 스텝 중 제일 화려해!

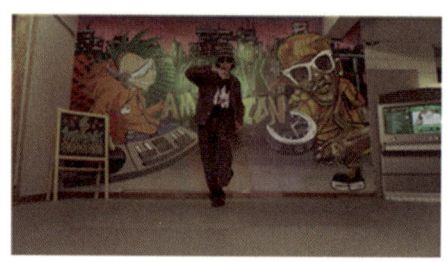

1. 왼발을 정면으로 20도 높이에 차주며 오른손을 들어준다.

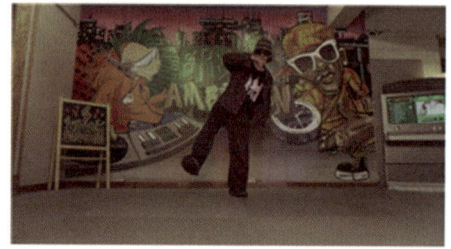

2. 왼발을 제자리에 내림과 동시에 오른발을 정면 20도 높이에 차 준다.

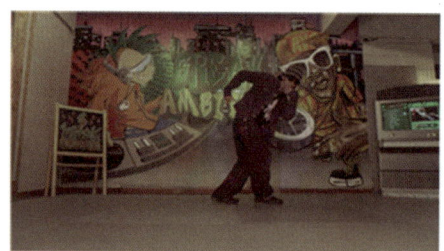

3. 오른발을 왼쪽 방향으로 내려놓으면서 다리가 왼쪽을 향하게 한다. 이때 몸은 정면을 바라보도록 한다.

# Knee down spin go down

니 다운 스핀 고 다운

*QR코드를 스캔하시면 동영상이 재생됩니다

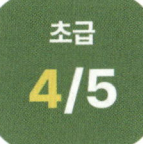

초급 4/5

몸을 최대한 내려놓으면서 멋지게 포즈!

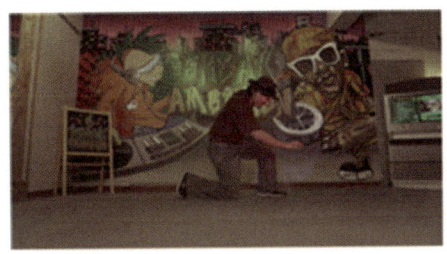

1. 왼쪽 방향을 보고 오른 무릎을 땅에 대고 앉아준다.

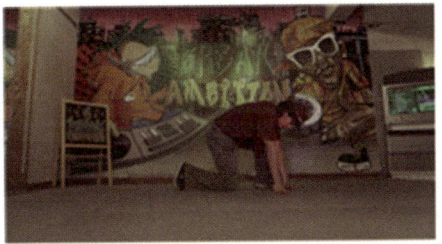

2. 양손으로 왼발 옆 바닥을 짚어준다.

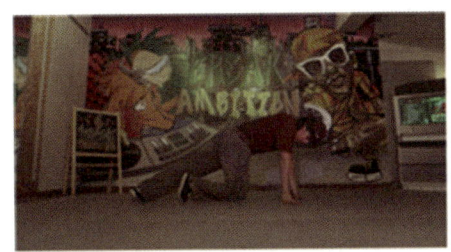

3. 왼발을 몸의 뒤쪽으로 이동시켜준다.

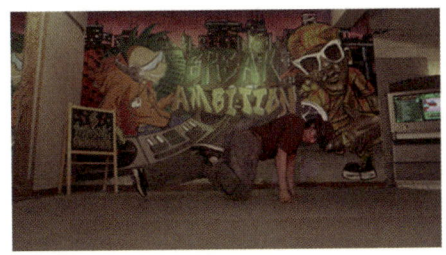

4. 오른발 바닥을 바닥에서 들어준다.

# Knee down spin go down

니 다운 스핀 고 다운

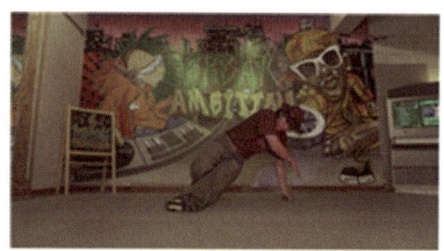

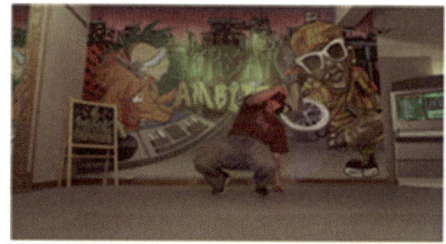

5. 오른발이 왼발 뒤로 넘어가며 왼발이 정면 방향으로 이동한다.

6. 왼발을 접고 식스 스텝 앞모양 자세를 만들어준다.

# Scramble footwork

스크램블 풋워크  *QR코드를 스캔하시면 동영상이 재생됩니다

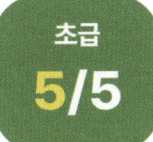

엄청 빠르게도 할 수 있어! 다리가 안 보이게 해보자!

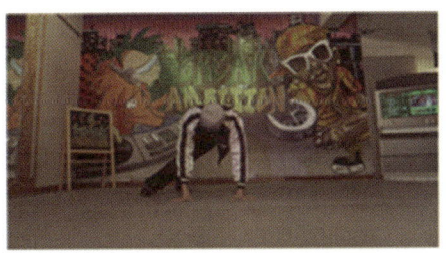

1. 식스 스텝 첫 번째 자세를 만든다. 이때 오른손은 바닥에 고정한다.

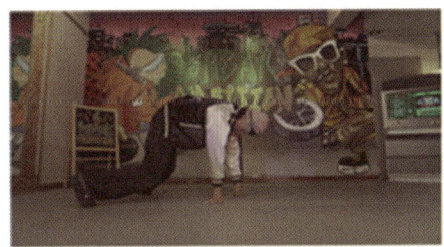

2. 오른 다리가 왼 다리를 넘으며 왼쪽을 바라보는 식스 스텝 첫 번째 자세를 만들어준다.

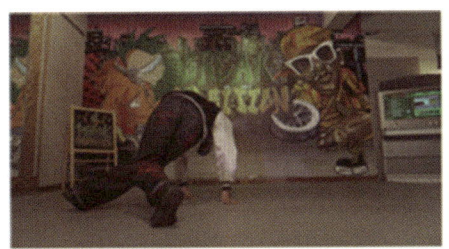

3. 이번에는 왼 다리가 오른 다리 뒤쪽으로 이동하여 뒤쪽 방향을 바라본다.

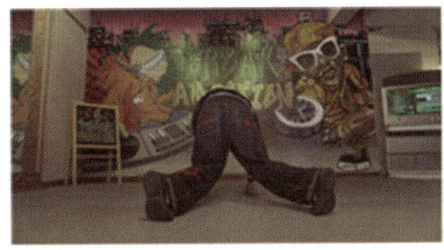

4. 오른 다리가 다시 뒤쪽을 바라보며 식스 스텝 첫 번째 자세의 위치로 이동해 준다.

LEVEL

9

# CC

씨씨

*QR코드를 스캔하시면 동영상이 재생됩니다

**초급 1/5**

빠르게 총알을 쏘듯이 해봐!

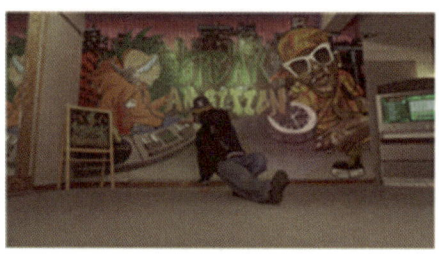

1. 오른손으로 몸을 지탱하고 오른발을 왼쪽 발 앞에 이동시킨다.

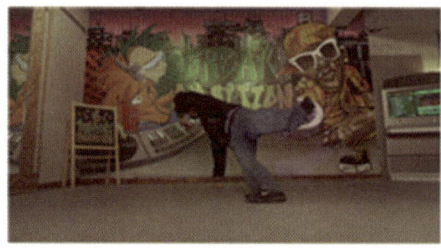

2. 왼쪽 발을 공중에 들어주며 이때 왼쪽 발바닥이 하늘을 향하게 들어준다.

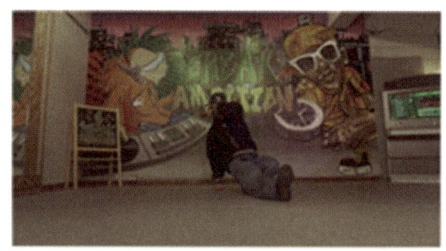

3. 다시 내려놓으며 첫 번째 자세를 만든다.

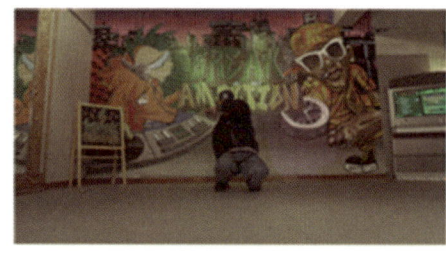

4. 오른 다리를 모아주며 무릎을 같은 선상에 위치시킨다.

# Kick out footwork

**킥 아웃 풋워크**

*QR코드를 스캔하시면 동영상이 재생됩니다

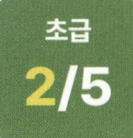

한쪽 방향만 해도 재밌어!

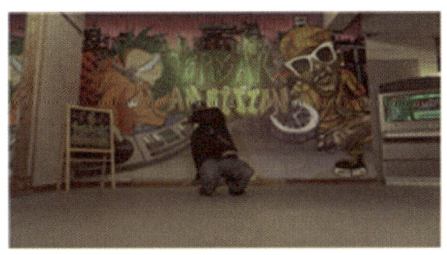

1. 식스 스텝 앞자세를 만들어준다.

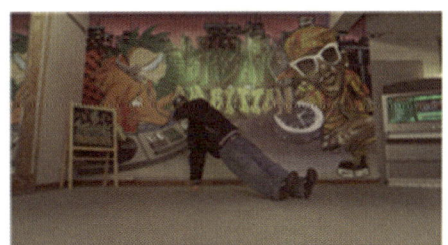

2. 오른손으로 몸을 지탱하고 접혀 있던 양다리를 왼쪽 방향으로 동시에 펼쳐준다. 이때 뒤꿈치만 바닥에 닿는다.

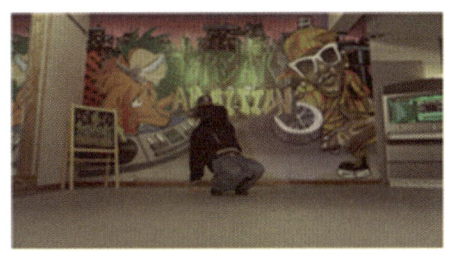

3. 다시 몸 쪽으로 당겨서 앞 자세를 만들어준다.

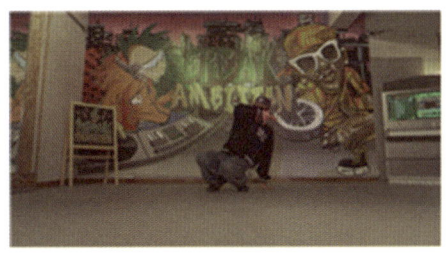

4. 오른손에서 왼손으로 바꾸며 몸의 방향을 오른쪽으로 향하게 한다.

# Kick out footwork

킥 아웃 풋워크

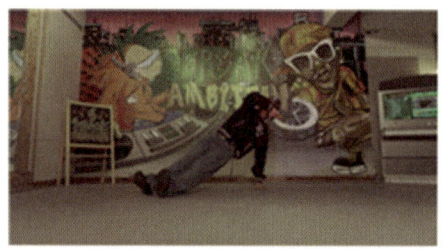

5. 왼손으로 몸을 지탱하고 접혀있던 양다리를 오른 방향으로 2번과 같이 반대로 펼쳐준다.

# Nike head freeze

**나이키 헤드 프리즈**  *QR코드를 스캔하시면 동영상이 재생됩니다

**초급 3/5**

모자를 쓰고 하도록 해! 머리 아프니까! 30초 버텨보자!

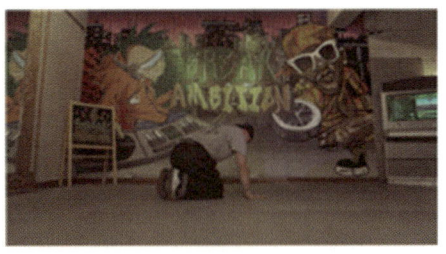

1. 바닥에 손을 어깨너비로 짚고 양쪽 다리의 무릎은 모아준다.

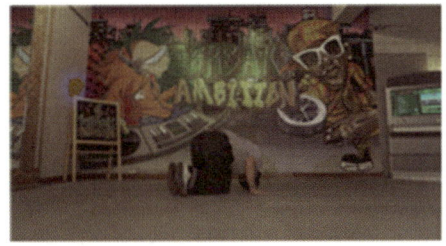

2. 머리를 바닥에 닿게 한다. 양 손바닥 손의 끝부분까지 힘을 주어 바닥을 잡아준다.

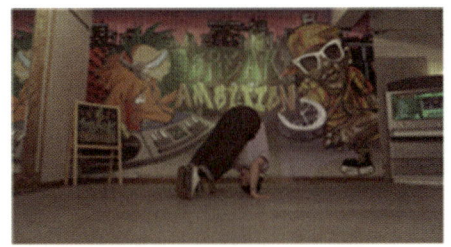

3. 몸을 수직으로 세우며 접혀있던 양 다리를 펴준다.

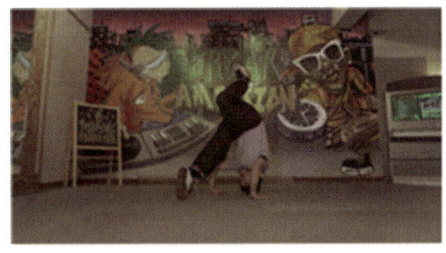

4. 오른 다리를 수직으로 올린다. 이때 오른 다리의 무릎을 접는다.

# Nike head freeze

나이키 헤드 프리즈

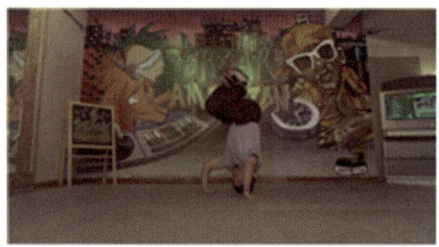
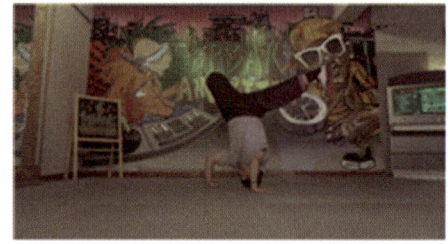

5. 왼 다리를 들어 무릎을 접고 오른 다리와 함께 모아준다.

6. 오른 다리를 오른 옆구리 쪽으로 펼쳐주고 왼 다리 발바닥이 몸 뒤를 향하게 하고 왼 무릎은 하늘을 향하여 올려준다.

# Pole head freeze

폴 헤드 프리즈  *QR코드를 스캔하시면 동영상이 재생됩니다

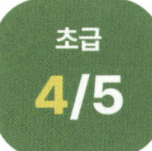

기둥처럼 일직선으로!!

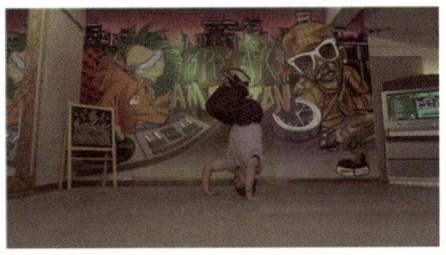

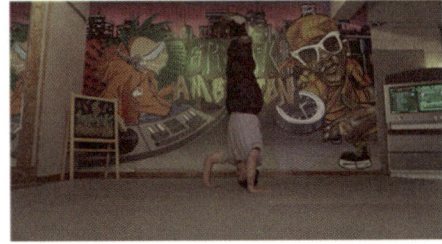

1. 헤드 프리즈 모양을 만든다.

2. 수직으로 하늘을 향해 무릎을 펴주어 일직선 포즈를 만든다.

# Screw hook go down

**스크류 후크 고 다운**　　　*QR코드를 스캔하시면 동영상이 재생됩니다

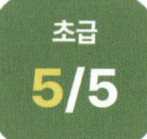

빠르게 속도를 높였다가 멈춰봐!

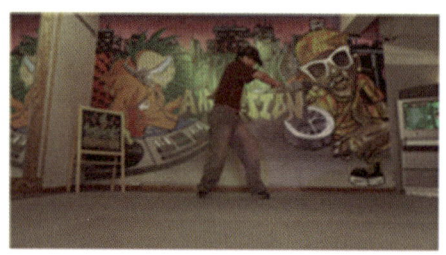

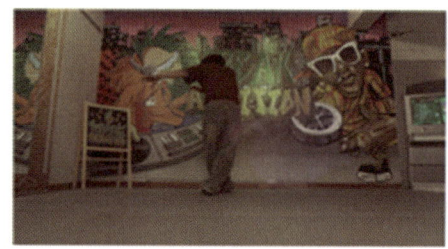

1. 왼쪽 방향으로 몸을 틀어준다. 이 때 다리는 고정시킨다.

2. 다리가 교차될 때까지 몸을 틀어준다.

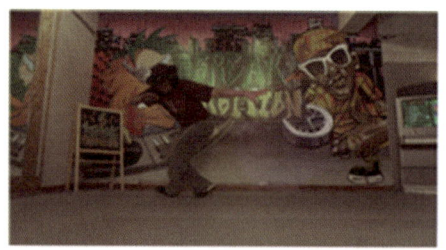

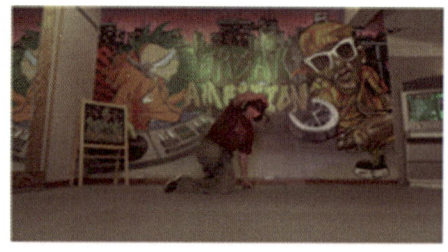

3. 정면을 바라보고 천천히 내려간다.

4. 왼손을 바닥에 짚어주며 오른발을 왼쪽 발 무릎 뒤로 이동시켜 양다리 사이의 공간을 없앤다.

# Screw hook go down

스크류 후크 고 다운

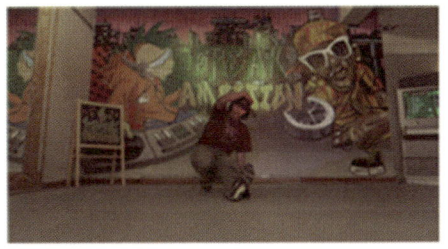

5. 왼발을 정면으로 펼쳐준다.

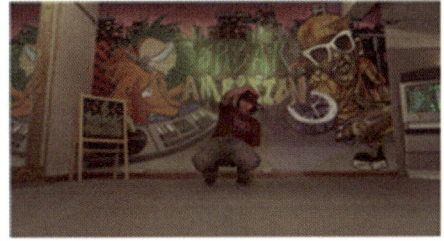

6. 왼발을 접어 식스 스텝 앞 자세를 만들어준다.

# LEVEL

## 10

# Back rock cc

백 락 씨씨

*QR코드를 스캔하시면 동영상이 재생됩니다

**초급 1/5**

누워서 편한 것 같지만, 어려운 동작이야!

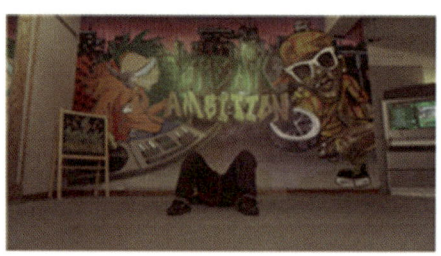

1. 하늘을 보고 눕는다. 이때 양다리는 어깨너비로 무릎을 접은 상태로 발바닥이 땅에 닿는다.

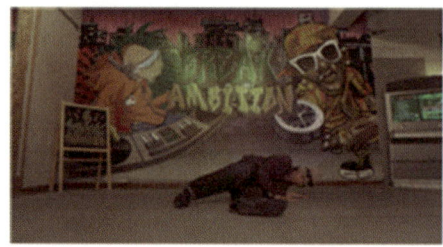

2. 몸을 왼쪽으로 이동시킨다. 이때 왼발을 펴준다.

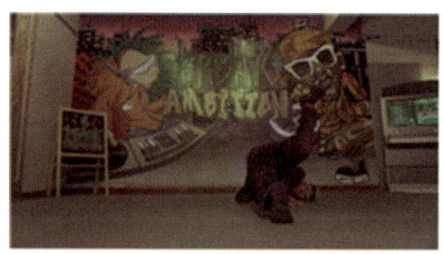

3. 접혀있던 오른발을 왼쪽으로 이동시켜 들어 꺾어준다. 이때 엉덩이를 하늘로 향하게 같이 들어준다. 왼쪽 어깨의 모든 면이 땅에 닿게 한다.

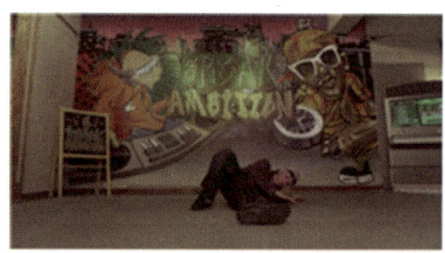

4. 다시 2번째 자세로 내려온다.

# Back rock cc

**백 락 씨씨**

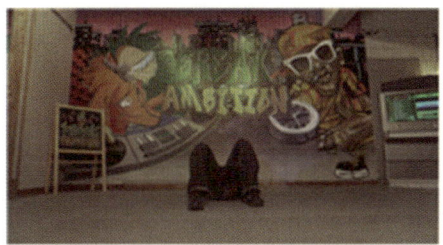

5. 1번째 자세로 만들어준다.

# Knee rock footwork

**니 락 풋워크**

*QR코드를 스캔하시면 동영상이 재생됩니다

**초급 2/5**

사뿐히 무릎을 이동해 봐!

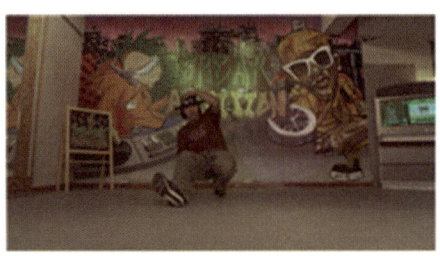

1. 오른팔로 몸을 지탱하고 오른발을 정면으로 펼쳐준다.

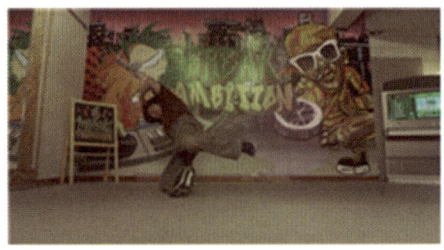

2. 오른 무릎을 땅에 대고 몸을 오른쪽으로 이동시킨다. 이때 왼발은 들어준다.

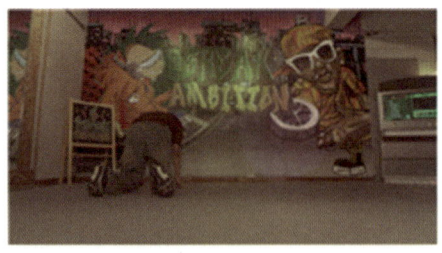

3. 뒤쪽 방향을 바라보고 왼발 무릎을 땅에 내려놓는다.

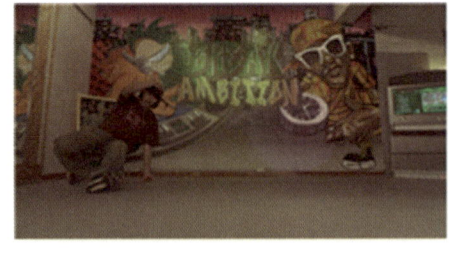

4. 몸을 한 번 더 오른쪽으로 틀어주며 오른발을 오른쪽으로 이동시켜준다. 이때 오른발은 접혀있게 하고 왼발을 펼쳐준다.

# Pole head-elbow freeze

**폴 헤드-엘보우 프리즈**

\*QR코드를 스캔하시면 동영상이 재생됩니다

**초급 3/5**

움직이지 않고 20초! 버텨봐!

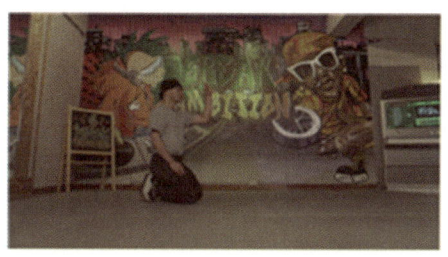

1. 앉아서 왼팔을 정면을 향해 90도로 올린다. 이때 손바닥이 정면, 손등이 얼굴을 향하게 한다.

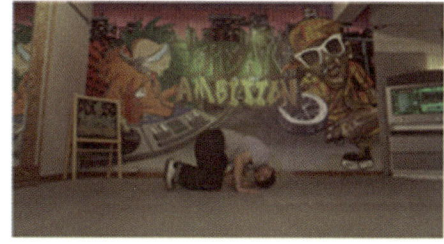

2. 그 상태로 왼손은 팔꿈치, 오른손은 손바닥을 바닥에 내린다.

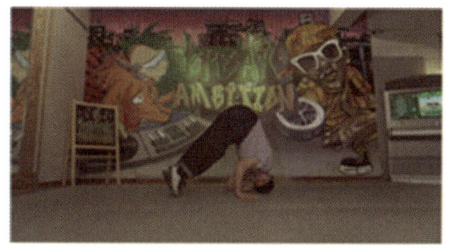

3. 머리의 왼쪽 부분을 땅에 내린다. 이때 왼 손바닥 바로 옆에 머리를 내린다.

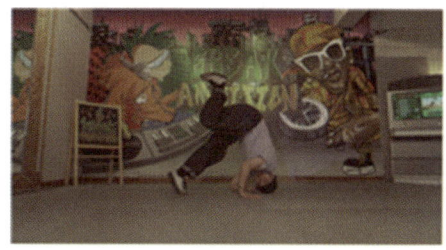

4. 접혀있던 왼 다리를 펴주고 오른 다리는 하늘을 향해 올린다.

# Pole head-elbow freeze

폴 헤드-엘보우 프리즈

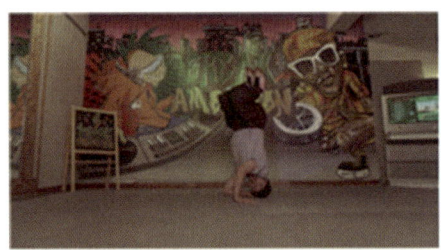 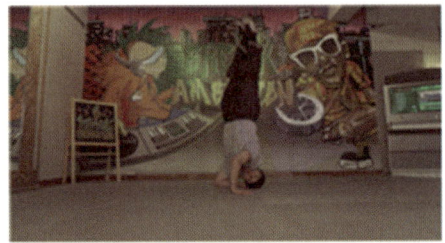

5. 왼 다리를 오른 다리 위치로 이동시키며 두 다리를 모아준다. 이때 다리는 접혀있다.

6. 두 다리의 무릎을 펴주며 두 다리가 모아진 상태에서 하늘을 향하여 올려준다.

# Pole shoulder freeze

**폴 숄더 프리즈**  *QR코드를 스캔하시면 동영상이 재생됩니다

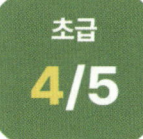

자기 전에도 연습할 수 있어!

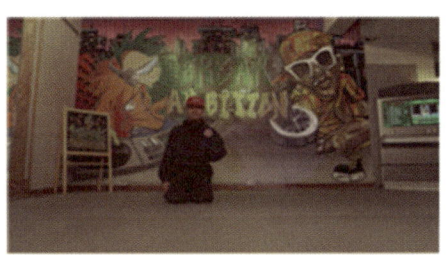

1. 앉아서 왼팔 손을 어깨 위치로 올린다.

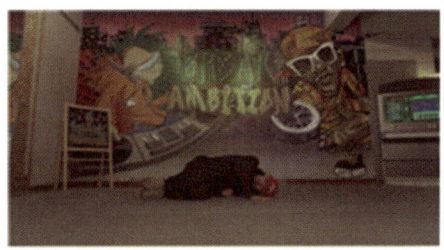

2. 오른손을 땅에 대며 옆으로 눕는다. 이때 양다리는 접혀있고 모아져있다.

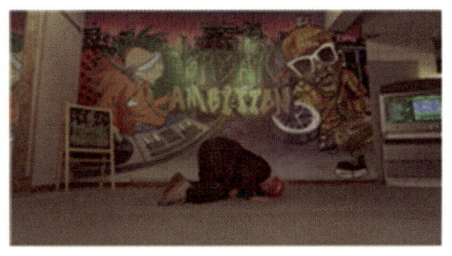

3. 양 무릎을 땅바닥에 대며 엉덩이를 하늘을 향해 들어준다.

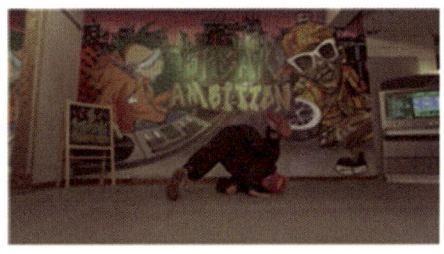

4. 오른발을 접은 상태에서 오른쪽 팔꿈치에 걸어주며 왼발을 펴준다.

# Pole shoulder freeze

폴 숄더 프리즈

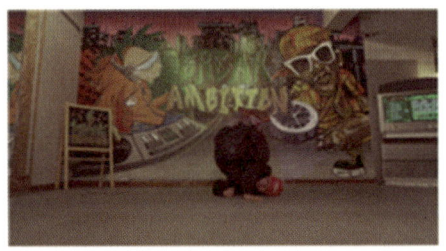 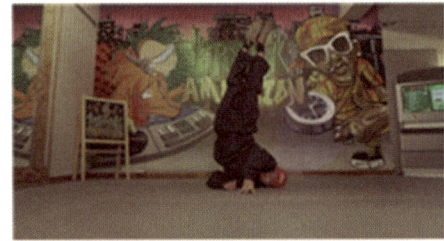

5. 펴고 있던 왼발을 오른발이 있는 위치로 이동하며 같이 접어주고 양다리를 모아준다.

6. 그 상태로 두 다리의 무릎을 펴주며 하늘을 향해 모아진 상태로 올려준다.

# Reverse zulu go down

리버스 줄루 고 다운

*QR코드를 스캔하시면 동영상이 재생됩니다

**초급 5/5**

마지막 포즈는 정면을 바라봐 줘!

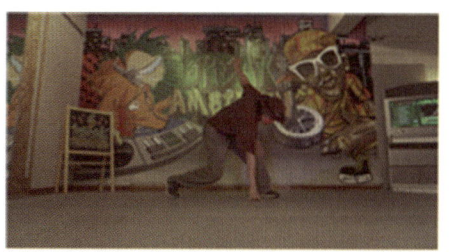

1. 몸을 왼쪽으로 돌려주며 오른손을 땅에 내려놓는다. 이때 다리는 어깨 너비의 1.5배 정도 벌려준다.

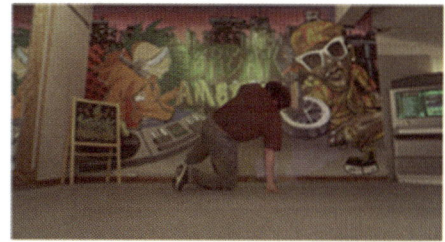

2. 오른쪽 무릎을 땅에 내리고 왼발을 뒤쪽으로 넓게 펼쳐준다.

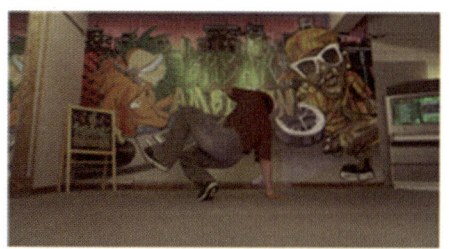

3. 오른쪽 무릎을 바닥에서 떼고 왼발을 접어준다.

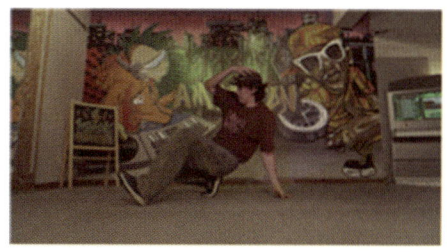

4. 왼발을 바닥에 짚고 오른손에서 왼손으로 손을 바꾸어 땅을 잡아준다.

# Reverse zulu go down

리버스 줄루 고 다운

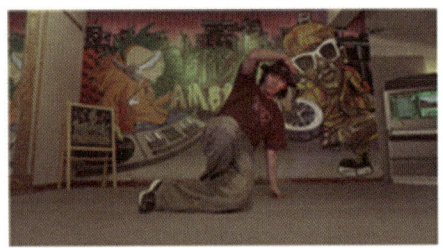

5. 정면을 향해 몸을 돌리고 펴져있던 왼발을 오른쪽 발등을 향해 양다리의 공간이 없도록 모아준다.

¿ MISSION ?

# MISSION
# LEVEL 6~10

## 1leg swipes

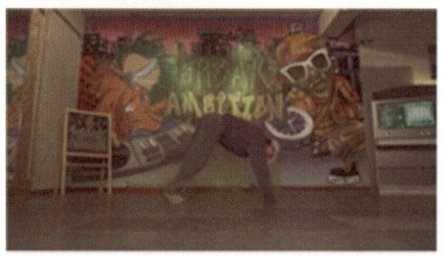

1. 오른손을 바닥에 짚으며, 왼 다리를 몸이 돌아가는 방향으로 펼쳐준다.

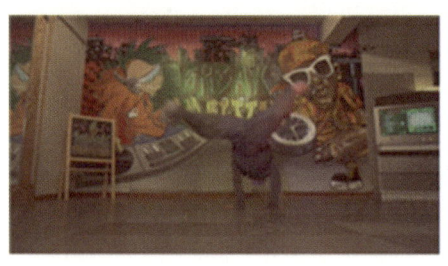

2. 몸이 회전을 일으키면 오른 다리를 바닥에서 떼면서, 왼손을 바닥에 짚어준다. 이때 허리의 높이는 너무 높아지지 않게 유지하며 수평보다 아주 조금 높은 정도가 적당하다.

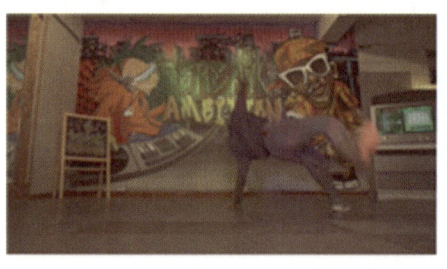

3. 오른손을 들어주며 공중 자세에서 오른 다리를 접었다가 찰 준비를 한다.

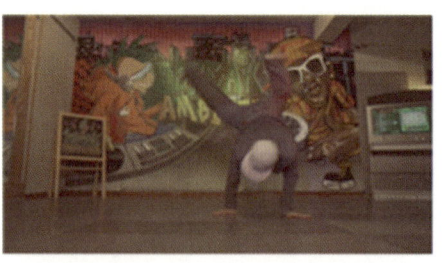

4. 왼손도 함께 오른쪽 바닥을 짚어준다. 이때 오른 다리는 몸의 오른쪽으로 펼쳐주며 회전을 일으킨다.

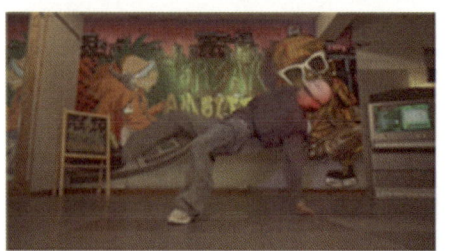

5. 3번 자세부터 반복한다.

# ! MISSION  LEVEL 6~10

## Basic swipes

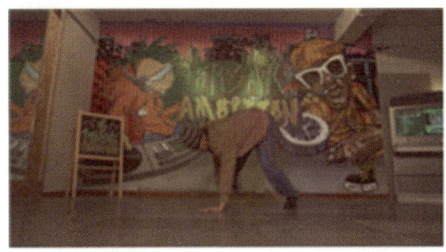

1. 왼손을 바닥에 짚으며, 오른 다리를 몸이 돌아가는 방향으로 당겨준다.

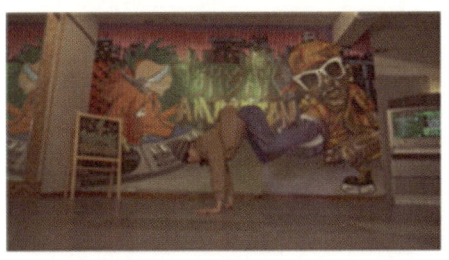

2. 몸이 회전을 일으키면 오른 다리를 바닥에서 떼면서, 오른손을 바닥에 짚어준다. 이때 허리의 높이는 너무 높아지지 않게 유지하며 수평보다 아주 조금 높은 정도가 적당하다.

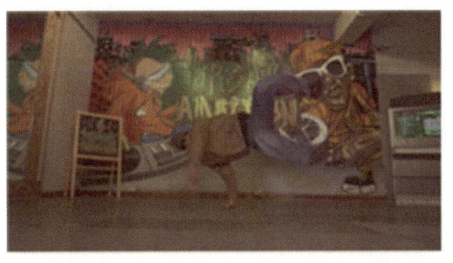

3. 왼손을 바닥에서 들어주며 다리를 몸의 왼쪽으로 돌려준다.

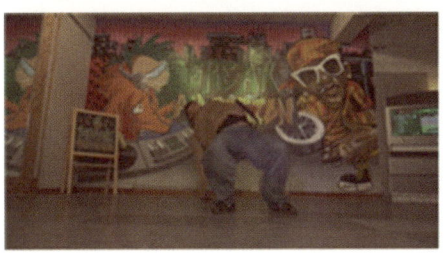

4. 바닥에 양발이 모두 착지한다.

# MISSION

## LEVEL 6~10

### Handstand

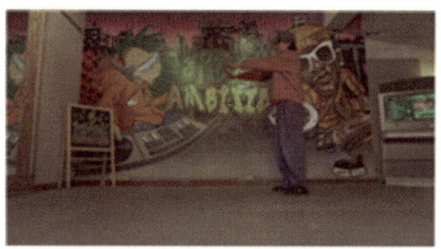

1. 양손을 어깨너비 그리고 가슴 높이로 들어준다.

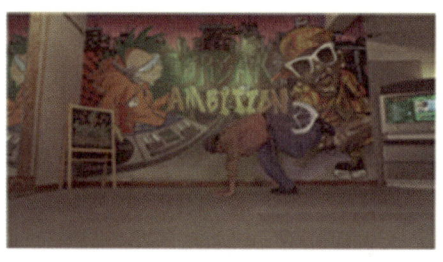

2. 허리를 숙이며, 한쪽 다리를 뒤편으로 들어준다.

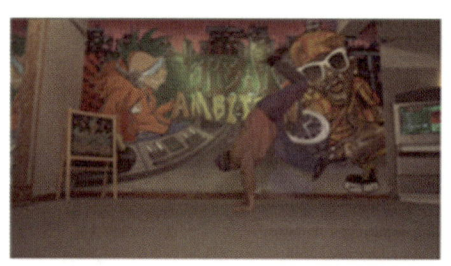

3. 양손을 바닥에 짚으며, 나머지 다리는 바닥을 밀어준다는 느낌으로 점프한다.

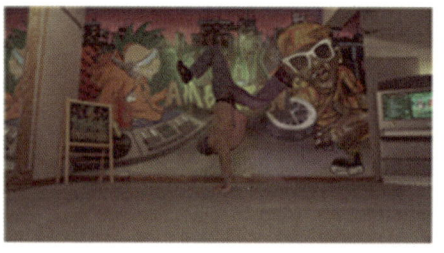

4. 양팔이 귀에 닿는다는 느낌으로 몸을 들어준다. 이때 물구나무서기를 오랫동안 버티려면 손가락으로 바닥을 잡는다는 느낌으로 중심점을 찾아본다.

# MISSION

# LEVEL 6~10

## Windmill

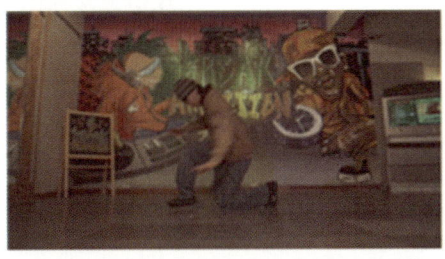

1. 몸을 오른쪽으로 비틀어 무릎앉아 자세를 만든다.

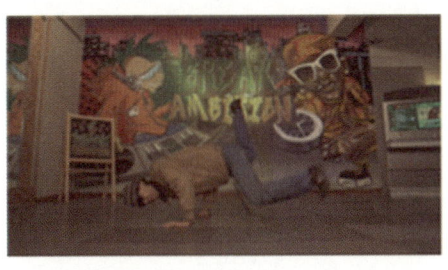

2. 허리를 숙이고 오른 다리를 뒤로 들며 베이비 프리즈 자세를 취한다.

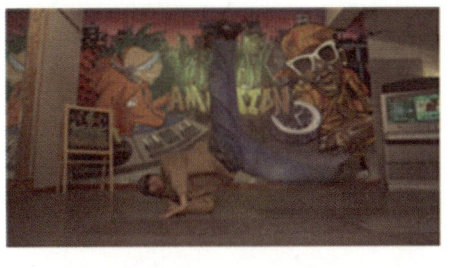

3. 왼손은 대각선 아래로 당기고, 오른손은 위 방향으로 밀어주면서 몸을 내려주고 두 다리를 벌리며 회전시켜준다.

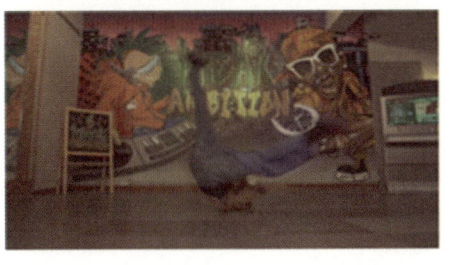

4. 양다리를 최대한 벌려 누운 자세에서 몸을 왼쪽으로 돌려준다.

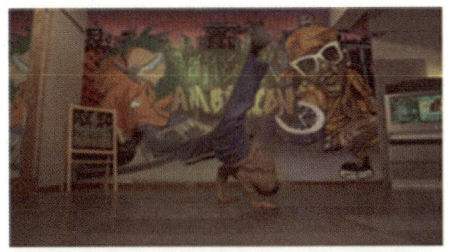

5. 다시 프리즈 자세를 잡는다. 3번 자세부터 반복한다.

¡ CLEAR ¡

L
 E
  V
   E
    L

11

# Indian step repeat

인디언 스텝 리피트

*QR코드를 스캔하시면 동영상이 재생됩니다

초급
**1/5**

음악에 맞춰서 움직여봐!

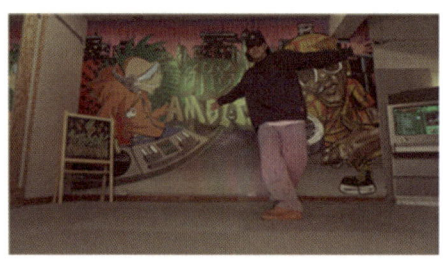

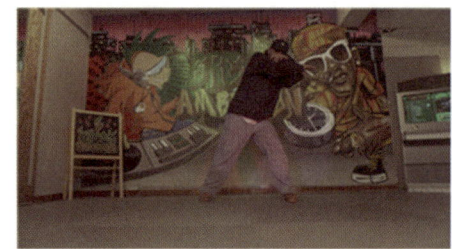

1. 인디언 스텝 자세를 만들어준다.

2. 오른 다리를 오른쪽 방향으로 이동시킨다. 이때 어깨너비의 1.5배이며 몸은 왼쪽 방향으로 20도 기울인다.

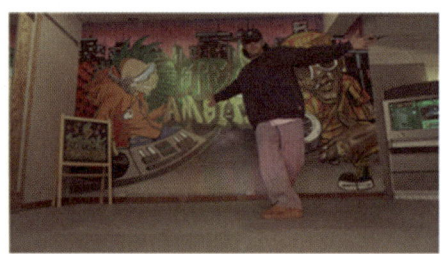

3. 1번 자세를 다시 만들어준다. 인디언 스텝을 반복한다.

# Indian step stoping

인디언 스텝 스탑잉

*QR코드를 스캔하시면 동영상이 재생됩니다

**초급 2/5**

시간 정지된 것처럼 모든 것을 멈춰봐!

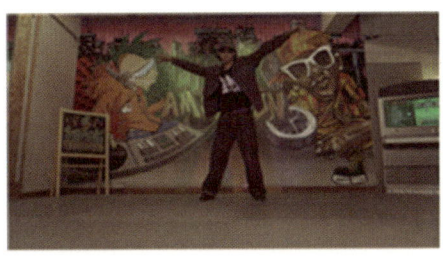

1. 양팔을 어깨 위 높이에서 벌리고 양다리를 어깨너비로 펼친다. 몸의 중심은 중앙에서 왼쪽으로 이동한다.

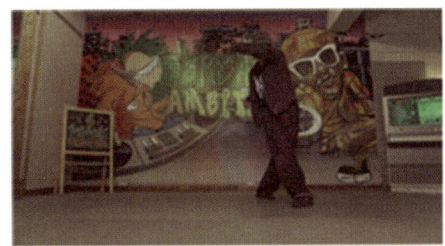

2. 오른 다리를 왼 다리 앞에 이동시키며 뒤꿈치를 45도 틀어준다. 이때 왼손은 몸 앞으로 오른손은 몸 뒤로 이동한다.

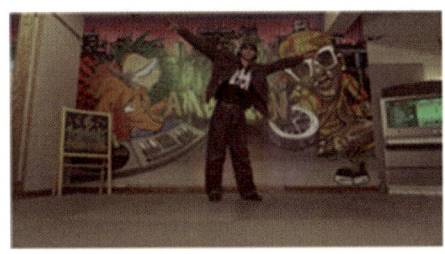

3. 양팔을 어깨 위 높이에서 벌리고 양다리를 어깨너비로 펼친다. 몸의 중심은 중앙에서 오른쪽으로 이동한다.

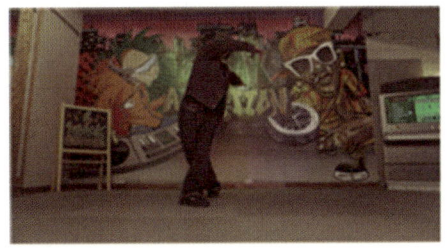

4. 왼 다리를 오른 다리 앞에 이동시키며 뒤꿈치를 45도 틀어준다. 이때 오른손은 몸 앞으로 왼손은 몸 뒤로 이동한다.

# Nike elbow freeze

**나이키 엘보우 프리즈**  *QR코드를 스캔하시면 동영상이 재생됩니다

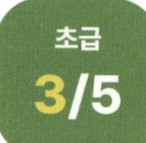

익숙해진다면 반대 손도 연습해 봐!

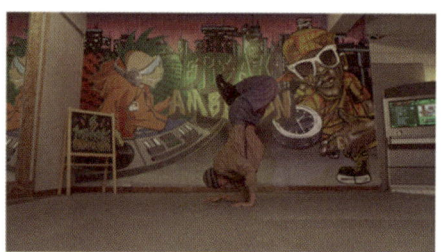

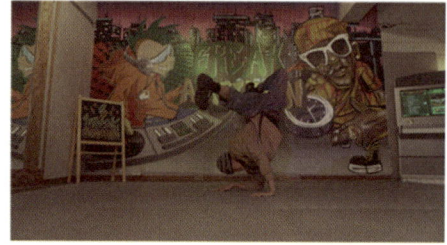

1. 엘보우 프리즈 자세를 잡아준다.

2. 왼 다리를 왼쪽 옆구리 방향으로 펼쳐준다. 오른 다리의 발바닥이 몸의 뒤를 향하도록 하여 무릎을 하늘로 올려준다.

# Under shoulder thread floorwork

언더 숄더 쓰레드 플로어워크 　　　　*QR코드를 스캔하시면 동영상이 재생됩니다

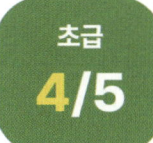
초급
4/5

바닥에 먼지 하나 안 남기도록 해봐!

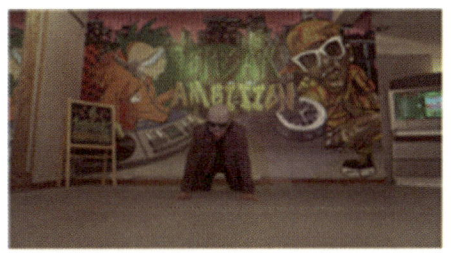

1. 바닥에 양손을 짚고 양 무릎을 내려놓는다.

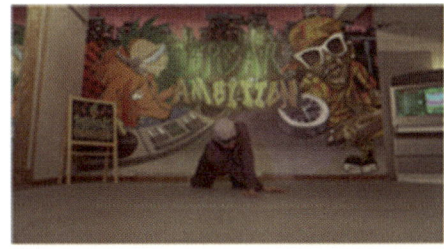

2. 오른손을 왼손과 몸의 사이로 펼쳐준다.

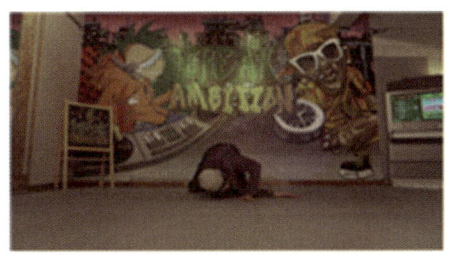

3. 오른 어깨를 땅에 내려놓는다.

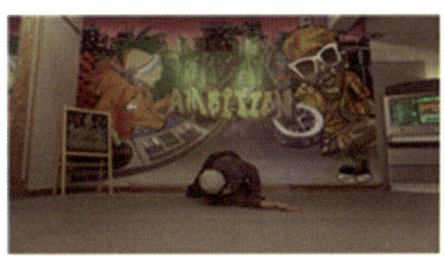

4. 왼손을 들어 오른손을 그대로 빼주며 정면으로 이동시킨다.

# Under shoulder thread floorwork

언더 숄더 쓰레드 플로어워크

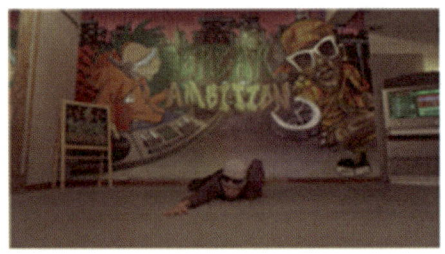 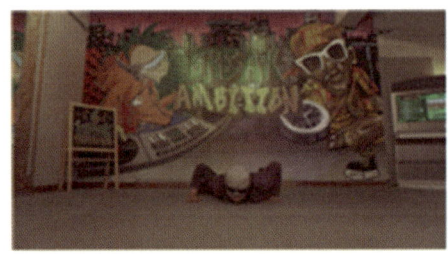

5. 오른손이 완전히 정면에 이동되게 하며 몸 전체를 바닥에 닿게 한다. 이때 왼손은 90도 접어준다.

6. 오른손을 왼손과 같이 같은 선상에 위치하게 하며 주며 90도 접어준다.

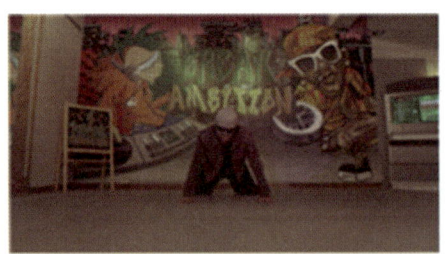

7. 몸을 들어 첫 번째 모습을 만든다.

# Zulu spin footwork

줄루 스핀 풋워크 　　　　　　　　*QR코드를 스캔하시면 동영상이 재생됩니다

**초급 5/5**

익숙해진다면 원을 그리며 돌 수 있어!

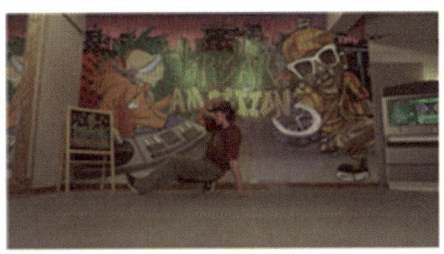

1. 오른쪽 방향을 보며 왼손으로 몸을 지탱한 후 왼발을 몸의 정면으로 펼쳐준다.

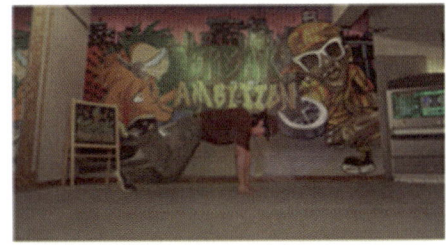

2. 오른손은 왼손 옆에 짚어주며 오른발을 들어 몸의 정면으로 이동한다.

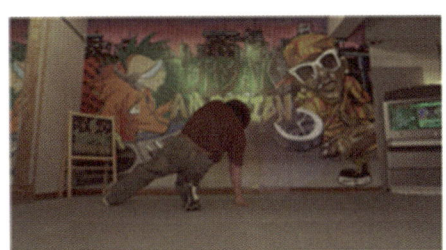

3. 오른발을 바닥에 짚어주며 왼쪽으로 틀어주며 왼손을 들어준다.

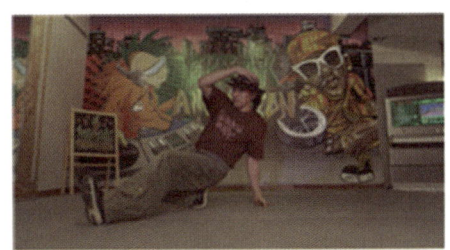

4. 왼쪽으로 좀 더 틀어주며 왼손을 바닥에 짚어주고 오른손을 들어준다. 이때 1번 자세처럼 왼발을 정면을 향해 펼쳐준다.

L
E
V
E
L

12

# 3step footwork

쓰리스텝 풋워크

*QR코드를 스캔하시면 동영상이 재생됩니다

**초급 1/5**

이 동작은 빠르게 하면 할수록 좋아!

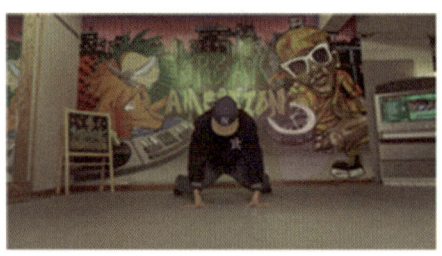

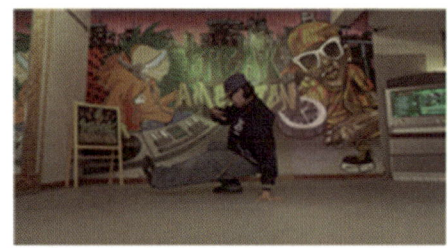

1. 식스 스텝 첫 번째 자세를 만든다.

2. 왼발을 오른쪽 방향으로 차주며 오른발을 접어 착지해준다. 이때 왼다리는 몸의 정면으로 펼쳐주고 왼손으로 몸을 지탱한다.

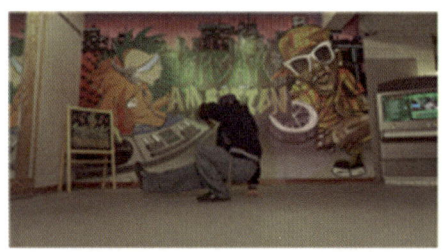

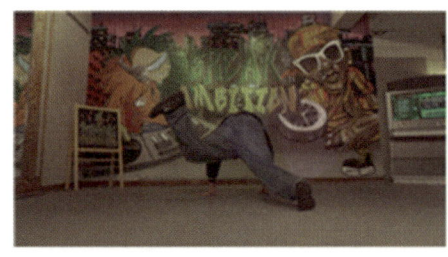

3. 오른발을 90도 접고 왼발을 정면으로 펼쳐준다. 왼손에서 오른손으로 바꿔준다.

4. 왼발을 접은 상태를 유지하고 왼손을 오른손과 같은 라인에 짚어준다. 이때 몸은 뒤를 바라보며 오른발이 몸의 오른쪽 방향으로 이동한다.

# Knee hook front step

**니 후크 프론트 스텝**   *QR코드를 스캔하시면 동영상이 재생됩니다

**초급 2/5**

다리를 잘 걸어주라고!

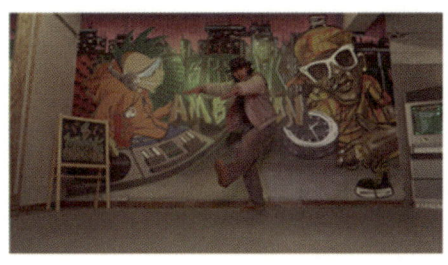

1. 왼발을 오른쪽 방향으로 20도 앞으로 펼쳐준다. 이때 양손을 정면으로 펼쳐준다.

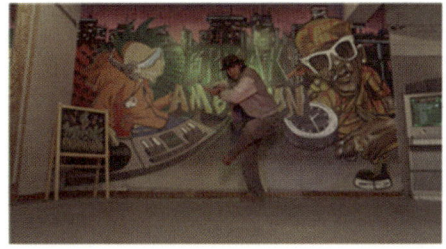

2. 왼발을 오른 무릎 위로 90도 접어주며 양손을 모은다.

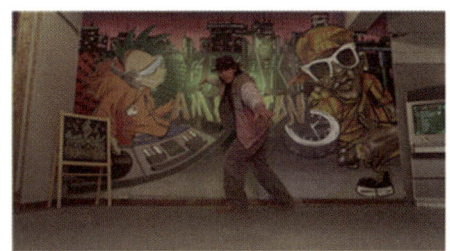

3. 왼발을 오른발 위치에 내려놓으며 오른발은 몸의 왼쪽 대각선 뒤로 보내준다. 이때 양손을 펼쳐준다.

# Knee hook spread leg step

**니 후크 스프레드 레그 스텝**  *QR코드를 스캔하시면 동영상이 재생됩니다

> 초급
> **3/5**

음악과 함께 맞춰봐!

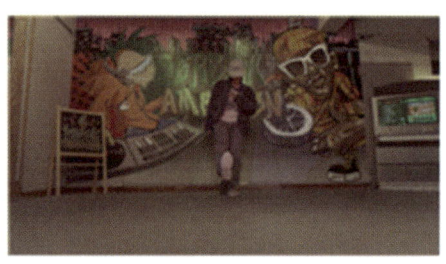

1. 오른발을 정면 20도 앞으로 펼쳐준다.

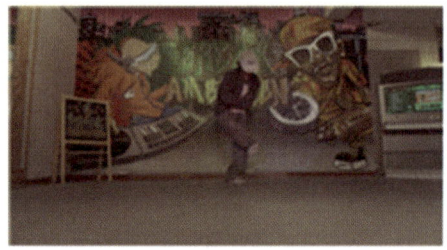

2. 오른 다리를 왼발 무릎 위로 90도 접어준다.

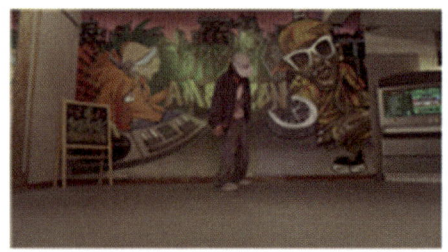

3. 양다리를 펼쳐주며 몸의 방향이 왼쪽을 향한다.

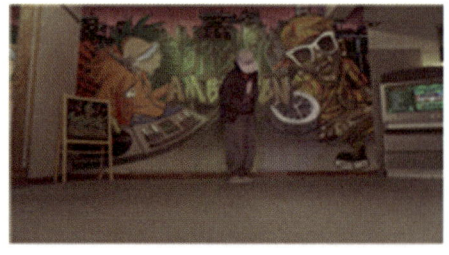

4. 두 다리를 모아주며 손을 모아준다.

# Knee hook spread leg step

니 후크 스프레드 레그 스텝

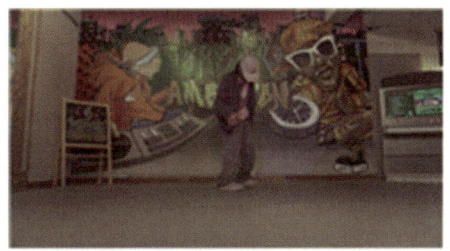

5. 세 번째 자세를 만든다.

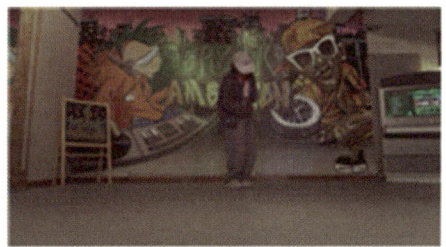

6. 다시 두 다리를 모아주며 손을 모아준다.

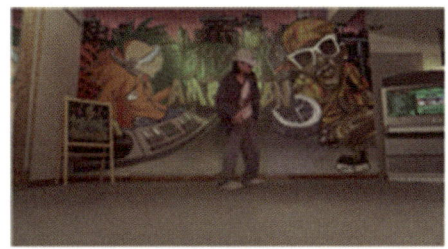

7. 양다리를 펼쳐주며 몸의 방향이 왼쪽을 향한다.

# Nike air freeze

**나이키 에어 프리즈**   *QR코드를 스캔하시면 동영상이 재생됩니다

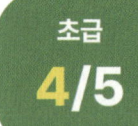

초급 **4/5**

소풍 갈 때 사진 찍으면 인기 만점!

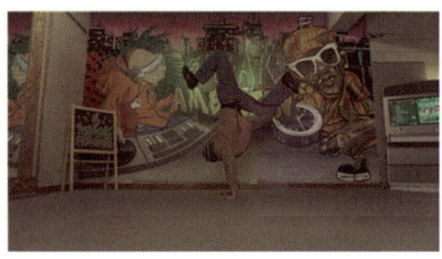

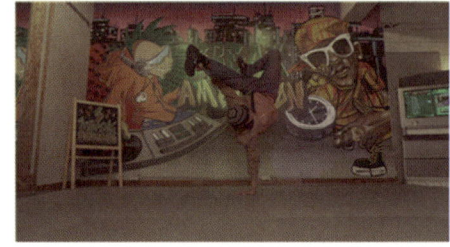

1. 물구나무 자세를 만들어준다.

2. 왼손을 공중에 올려준다. 이때 왼 다리는 왼쪽 옆구리와 가깝게 이동하며 다리를 펼쳐준다. 오른 다리는 발바닥이 몸 뒤를 향하고 무릎을 하늘로 올려준다. 몸의 방향을 왼쪽에 두며 시선은 왼쪽을 바라본다.

# Stomach floorwork

스토믹 플로어워크

*QR코드를 스캔하시면 동영상이 재생됩니다

**초급 5/5**

이 동작을 하기 전에 바닥청소는 필수!

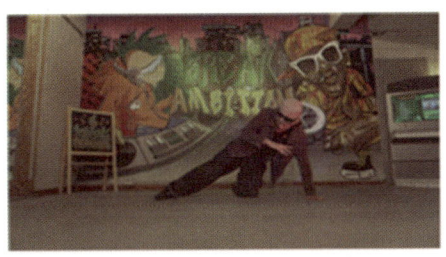

1. 몸의 왼쪽에 왼손을 내려주고 왼 무릎을 바닥에 내려놓는다. 오른쪽 발을 오른쪽 방향에 펼쳐준다.

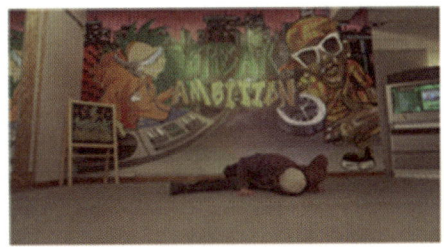

2. 오른손을 몸의 앞쪽에 내려주며 바닥을 잡아준다. 이때 왼 무릎을 펼쳐주어 오른쪽에 이동하고 오른발을 90도 접어준다.

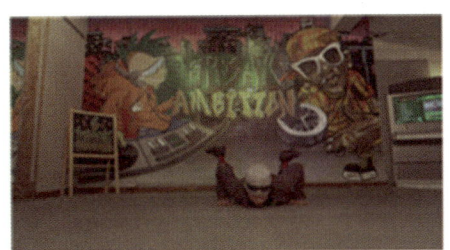

3. 왼발을 몸의 뒤 방향으로 이동한다. 이때 양발은 바닥에서 올려주고 양손과 양 무릎을 90도 접어준다.

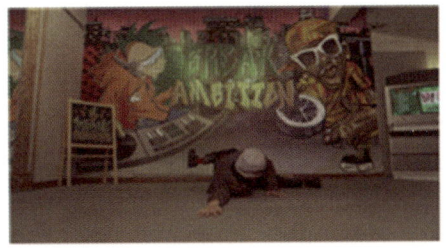

4. 오른 다리를 왼쪽 방향으로 펼쳐주며 이동시킨다. 이때 오른손을 정면방향으로 펼쳐준다.

# Stomach floorwork

스토믹 플로어워크

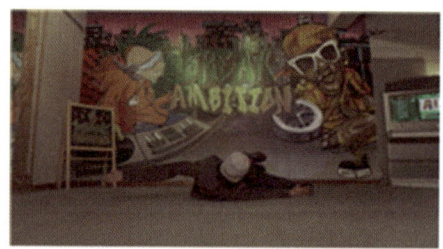

5. 몸 전체가 바닥에 밀착하고 오른발을 접어주며 왼발을 펼쳐준다. 이때 양다리 사이에는 공간이 없으며 오른손으로 왼발을 터치한다.

L
E
V
E
L

13

# Coin floorwork

코인 플로어워크

*QR코드를 스캔하시면 동영상이 재생됩니다

**초급 1/5**

이 동작은 목 스트레칭이 필수!

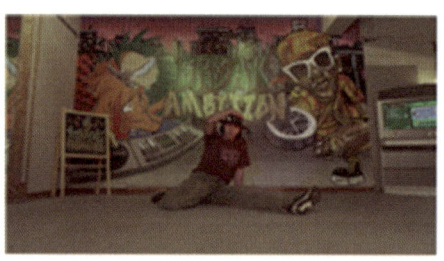

1. 바닥에 엉덩이를 내리고 왼 다리를 피고 오른 다리를 90도 접어 왼손으로만 몸을 지탱해준다.

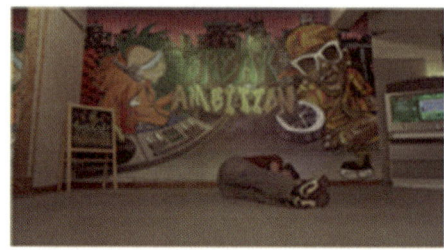

2. 왼발을 오른쪽 발에 펼쳐주며 양다리를 모아주고 왼쪽 방향으로 몸을 눕혀준다.

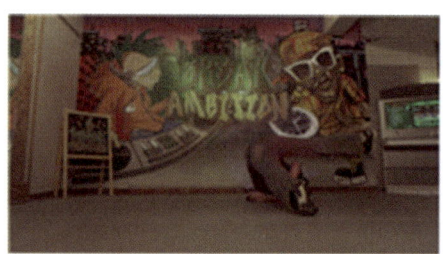

3. 엉덩이와 허리를 바닥에서 올려주고 오른 다리를 머리 위 방향으로 펼쳐주며 이동시킨다.

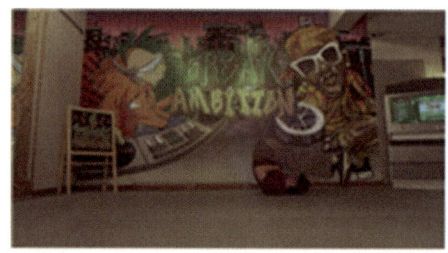

4. 왼 다리를 공중에 올려주며 양다리가 머리 위 같은 선상에 위치하도록 한다.

# Coin floorwork

**코인 플로어워크**

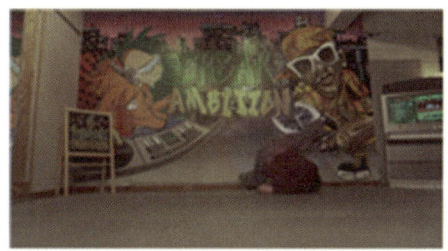

5. 오른쪽 어깨로 완전히 이동하며 오른발을 바닥에 내려놓는다.

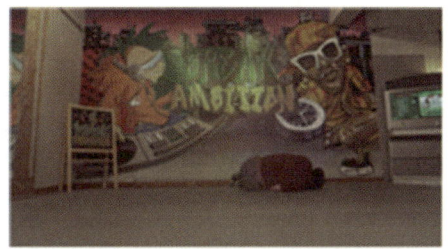

6. 왼발을 오른발에 펼쳐주며 양다리를 모아주고 오른쪽 방향으로 몸을 눕혀준다.

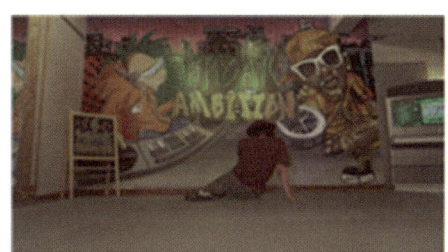

7. 왼 다리를 접어주며 몸을 일으켜준다.

# head-elbow 4figure freeze

**헤드-엘보우 포피겨 프리즈**

*QR코드를 스캔하시면 동영상이 재생됩니다

**초급 2/5**

다리를 무릎 위치까지 접어야 멋있어!

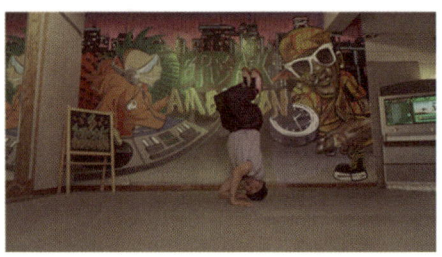 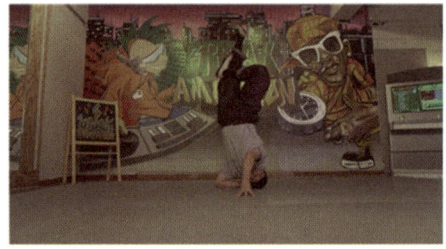

1. 헤드 엘보우 프리즈 자세를 만들어 준다.

2. 오른발을 오른쪽 옆구리 방향으로 펼쳐주며 왼발 발바닥이 몸의 뒤를 향하게 한다. 무릎은 하늘을 향해 올려준다. 시선은 정면을 향한다.

# Kick & side drag step

**킥 & 사이드 드래그 스텝**

*QR코드를 스캔하시면 동영상이 재생됩니다

**초급 3/5**

손과 발이 같은 속도로 끌어야 제맛!

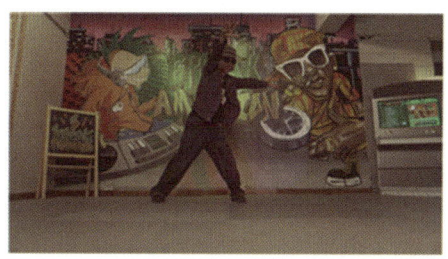

1. 킥앤사이드 오른쪽을 한번 반복한다.

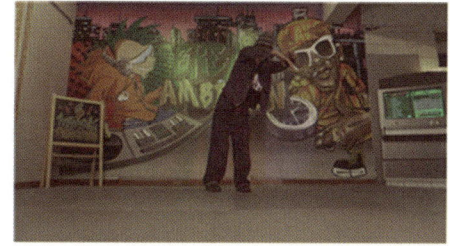

2. 오른발을 몸 쪽으로 당겨주며 발바닥 전체가 바닥을 쓸도록 천천히 이동한다. 손을 천천히 모아준다.

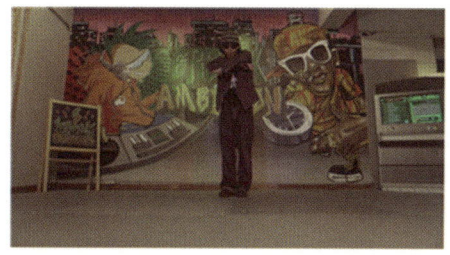

3. 제자리로 완전히 도착하고 양손을 완전히 모아준다.

# Nike head-elbow freeze

**나이키 헤드-엘보우 프리즈**

*QR코드를 스캔하시면 동영상이 재생됩니다

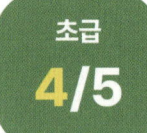

초급 4/5

골반과 시선이 정면을 봐주는 게 포인트!

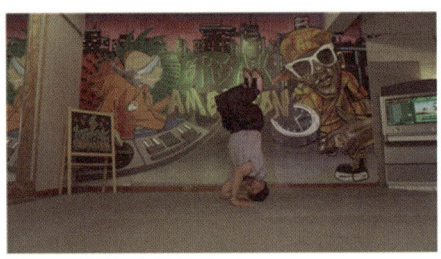

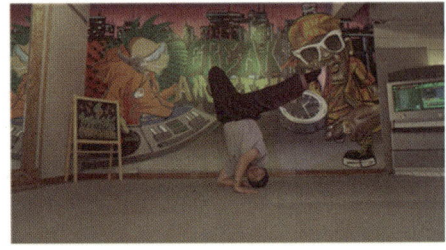

1. 헤드 엘보우 프리즈 자세를 만든다.

2. 오른발을 오른쪽 옆구리 방향으로 펼쳐주며 왼발 발바닥이 몸의 뒤를 향하게 한다. 무릎은 하늘을 향해 올려준다. 시선은 정면을 향한다.

# Slide shuffle floorwork

슬라이드 셔플 플로어워크

*QR코드를 스캔하시면 동영상이 재생됩니다

**초급 5/5**

다리를 활짝 펼치는 게 포인트!

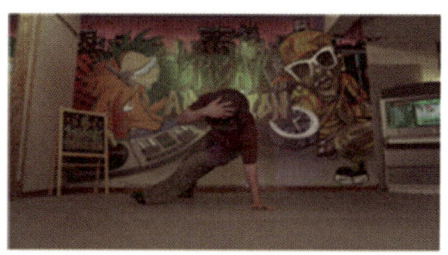

1. 식스 스텝 두 번째 자세를 만들어 준다.

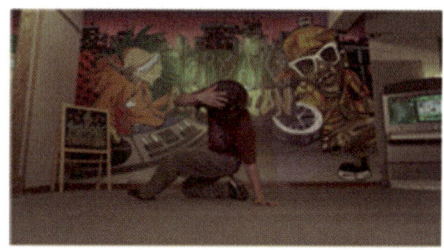

2. 오른발을 접어주어 무릎을 바닥에 내려놓는다.

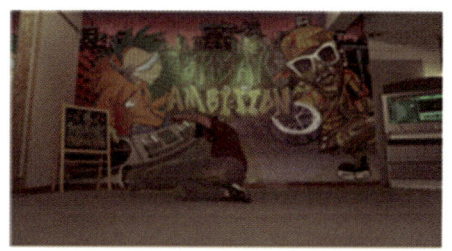

3. 오른손을 몸의 뒤쪽으로 이동시키며 몸의 중심을 뒤로 이동한다. 이때 왼발을 들어주며 펼쳐준다.

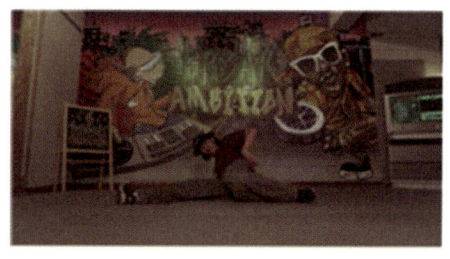

4. 오른손을 팔꿈치까지 내려주며 왼 다리를 90도 접어준다. 이때 오른 다리를 오른 방향으로 펼쳐준다.

# Slide shuffle floorwork

슬라이드 셔플 플로어워크

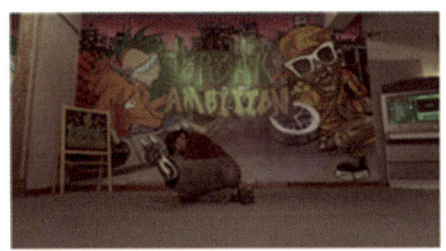 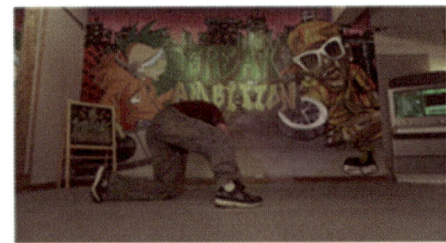

5. 오른발을 접고 왼발을 정면으로 펼쳐준다. 이때 왼손을 바닥에 내려놓는다.

6. 뒤를 바라보며 왼발을 그대로 바닥에 내려놓는다.

L
E
V
E
L

14

## Back skip basic step

백 스킵 베이직 스텝  *QR코드를 스캔하시면 동영상이 재생됩니다

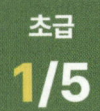

초급
1/5

절도 있는 너의 모습을 보여줘!

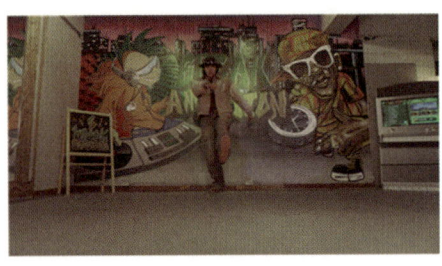

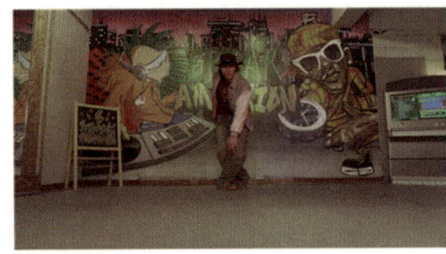

1. 왼발을 정면 20도 앞으로 펼쳐준다. 오른손을 가슴 높이까지 들어준다.

2. 왼발을 내려놓으며 오른발을 왼발 뒤쪽으로 이동시킨다. 다리를 교차해주며, 무릎을 10도 접어 몸을 숙여준다.

# Gun shoulder freeze

건 숄더 프리즈

*QR코드를 스캔하시면 동영상이 재생됩니다

**초급 2/5**

쉬워 보이지만 은근히 어렵다고!

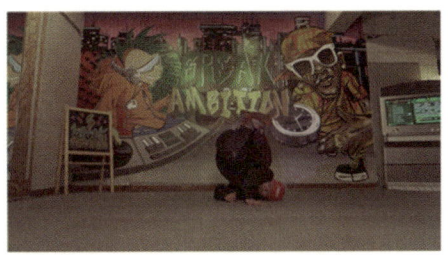

1. 숄더 프리즈 자세를 만든다.

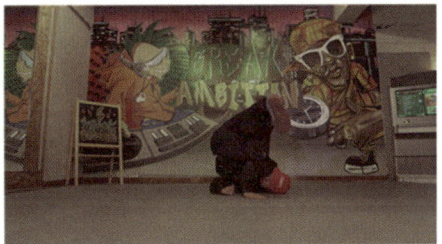

2. 왼발 무릎을 오른쪽 팔꿈치 위에 올려주며 90도 접는다. 이때 오른발은 정면을 향해 펼쳐주며 양다리 사이 공간이 없도록 한다.

# Indian drag step

**인디언 드래그 스텝**

*QR코드를 스캔하시면 동영상이 재생됩니다

**초급 3/5**

땅에 떨어진 동전을 몰래 가져오듯이...

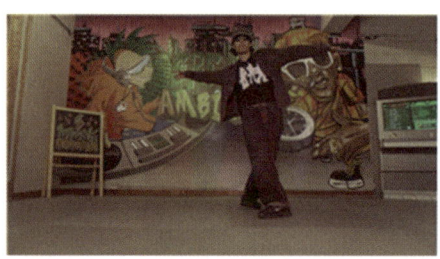

1. 인디언 스텝 자세를 만들어준다.

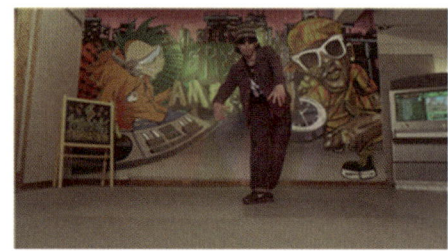

2. 몸 방향으로 오른 다리를 천천히 끌어준다. 이때 발바닥이 바닥을 쓸며 양손을 모아준다.

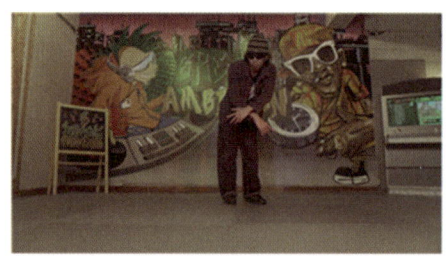

3. 몸에 완전히 도착하고 양손을 교차해준다.

# Low kick cc footwork

**로우 킥 씨씨 풋워크**

*QR코드를 스캔하시면 동영상이 재생됩니다

**초급 4/5**

바지가 찢어지지 않도록 조심해!

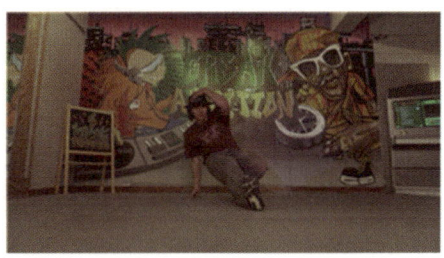

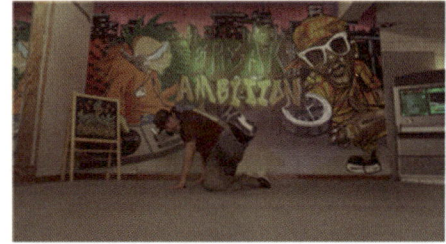

1. 오른손으로 바닥을 잡아주고 오른발을 왼발 앞으로 펼쳐 이동한다.

2. 왼손을 오른손 옆 바닥에 내려주며 오른발을 90도 접어준다. 이때 무릎이 바닥에 닿게 하며 왼발을 정면 방향으로 펼쳐준다.

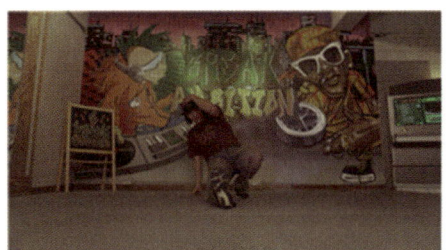

3. 오른발을 펼쳐주며 정면을 향하게 하고 왼발을 다시 접어 첫 번째 자세를 만들어준다.

# Nike shoulder freeze

**나이키 숄더 프리즈**

*QR코드를 스캔하시면 동영상이 재생됩니다

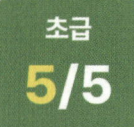

프리즈를 잡을 때 호흡을 멈추면 몸에 힘이 생겨!

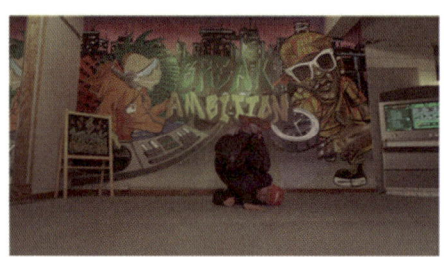

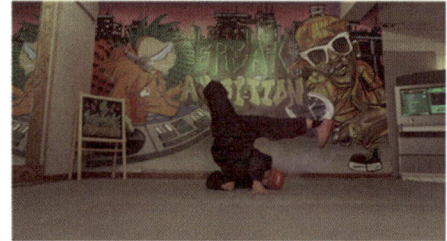

1. 숄더 프리즈 자세를 만든다.

2. 오른발을 오른쪽 옆구리 쪽으로 펴고 왼 발바닥을 몸 뒤를 향하게 하고 왼 무릎은 하늘을 향하게 한다.

L
E
V
E
L

15

## 2kick down step

**투킥 다운 스텝**

*QR코드를 스캔하시면 동영상이 재생됩니다

**초급 1/5**

재채기하듯이 몸을 써봐!

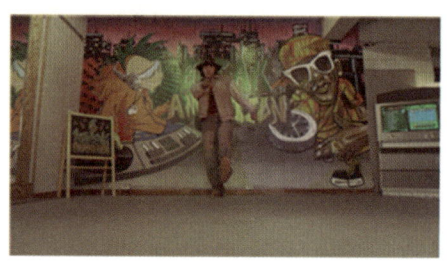

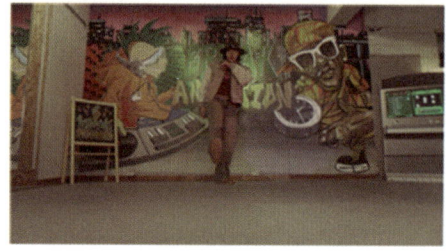

1. 왼 다리를 정면을 향해 20도 펼쳐 준다. 오른손은 가슴 높이까지 들어준다.

2. 왼 다리를 내리고 오른 다리를 정면을 향해 20도 올려준다. 오른손을 내리고 왼손을 들어준다.

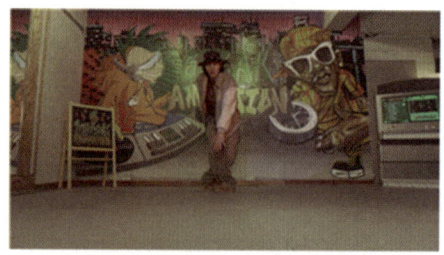

3. 오른 다리를 몸의 앞에 내려놓고 왼 다리를 오른발 뒤로 이동시킨다. 양 다리를 크로스 하여 왼손은 바닥을 향해 내려준다.

# Back & mermaid floorwork

**백 & 머메이드 플로어워크**      *QR코드를 스캔하시면 동영상이 재생됩니다

**초급 2/5**

조심해! 이걸 하면 수족관으로 잡혀갈지도 몰라!!

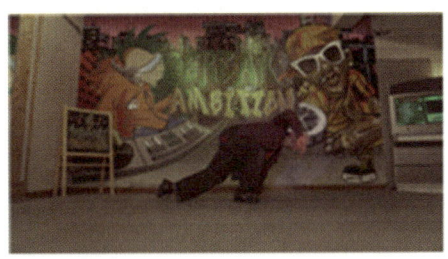

1. 왼발을 오른쪽 방향으로 펼쳐주며 오른 다리를 90도 접어주고 왼손으로 몸을 지탱한다.

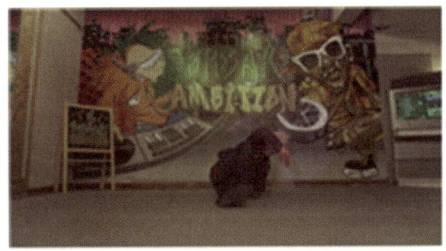

2. 왼발을 오른 다리 뒤로 이동 시키며 바닥에 엉덩이를 내려놓고 양다리 공간이 없도록 한다.

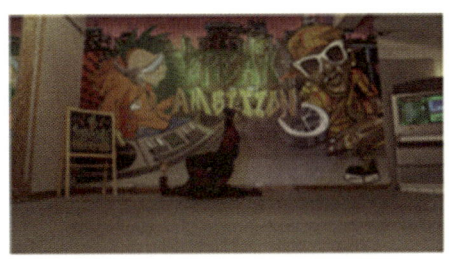

3. 다리를 고정한 상태에서 뒤로 누워주며 엉덩이와 다리를 올려준다.

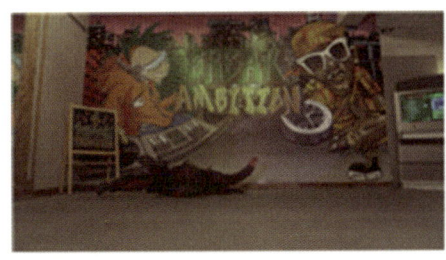

4. 다리를 오른쪽 방향으로 내려놓는다.

# Back & mermaid floorwork

백 & 머메이드 플로어워크

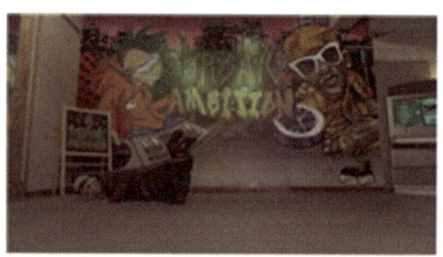 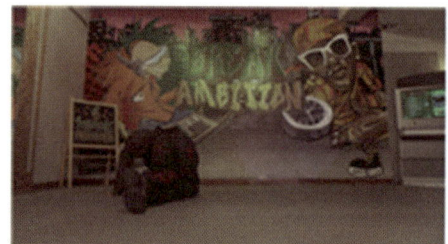

5. 몸을 오른쪽 방향으로 틀어 양손을 바닥에 내려주고 오른 다리의 무릎과 허벅지를 바닥에 내려놓는다. 이때 양 발은 들어준다.

6. 몸을 들어 올리며 양다리의 발을 바닥에 댄다.

# Head-elbow hook freeze

**헤드-엘보우 후크 프리즈**  *QR코드를 스캔하시면 동영상이 재생됩니다

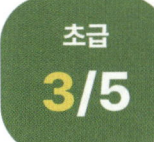

전갈을 생각하며 허리를 꺾으면 너는 스콜피온 킹!

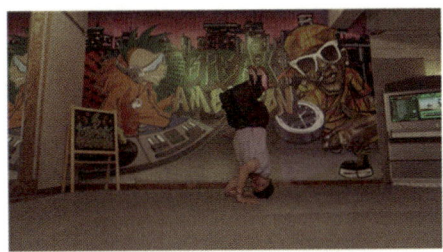

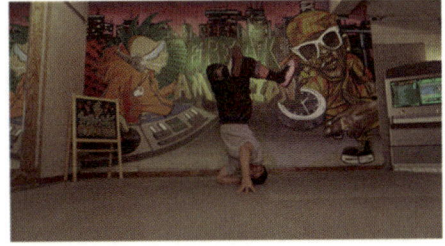

1. 헤드 엘보우 프리즈를 만든다.

2. 왼 다리를 오른 다리 무릎에 90도 접어 올려주고 오른 다리 발바닥이 몸의 뒤쪽을 향하게 한다. 이때 허리는 최대한으로 꺾어준다.

# Kick & double step

**킥 & 더블 스텝**

*QR코드를 스캔하시면 동영상이 재생됩니다

**초급 4/5**

위풍당당하게 걸어보자!

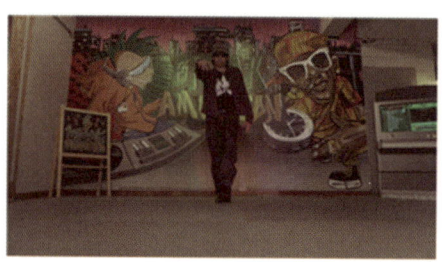

1. 킥앤킥 동작을 양쪽 한 번씩 반복한다.

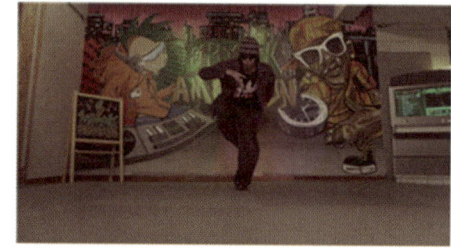

2. 세 번째 때 왼 다리를 바닥에 내리고 오른발을 왼 다리 무릎 뒤로 이동시킨다.

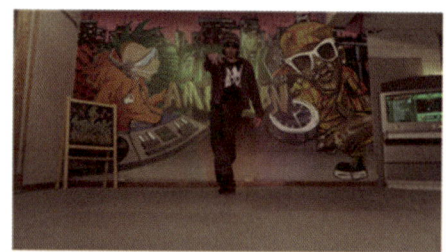

3. 다시 왼 다리를 정면 20도 위치에 펼쳐준다.

# Pole pilot freeze

풀 파일럿 프리즈   *QR코드를 스캔하시면 동영상이 재생됩니다

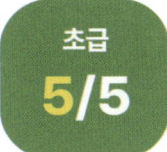

자기가 좋아하는 양말을 신으면 더 잘 잡힐지도...

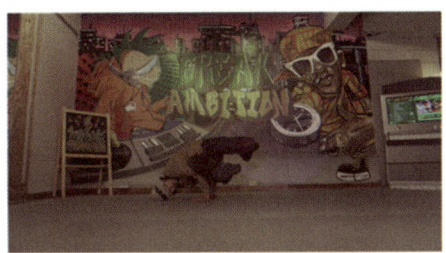

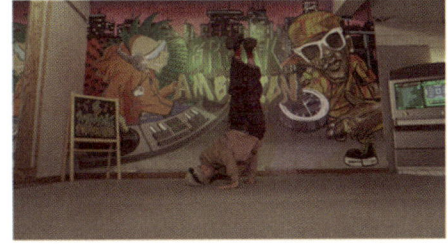

1. 베이비 프리즈를 만든다.

2. 왼 다리를 하늘을 향해 무릎을 펴서 다리를 펼쳐주고 오른 다리를 왼 다리와 함께 모아 양다리에 빈 공간이 없도록 한다. 이때 발바닥은 하늘을 향한다.

¿ MISSION ?

# ! MISSION　　　　LEVEL 11~15

## 2hands pop freeze

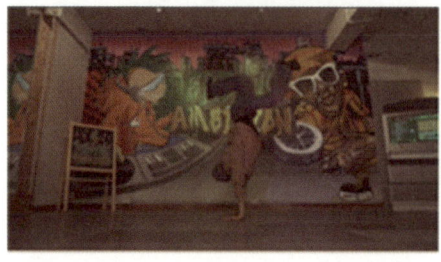

1. 물구나무서기 (handstand) 를 한다. 이때 물구나무서기 자세가 양다리가 정확하게 앞뒤로 찢어지게 만든다.

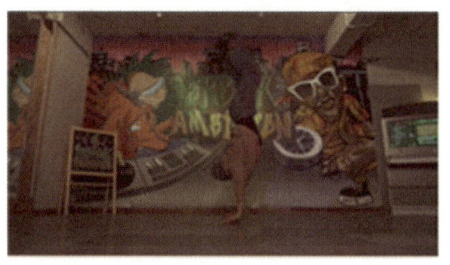

2. 양다리를 하늘로 펼쳐주며 반동을 이용해 양팔로 바닥을 밀어 조금 점프해 준다.

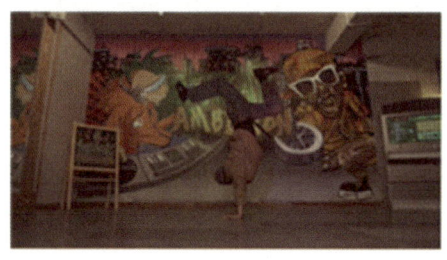

3. 다리를 교차하여 다시 손을 착지해 준다.

# MISSION

# LEVEL 11~15

## Back roll to elbow freeze

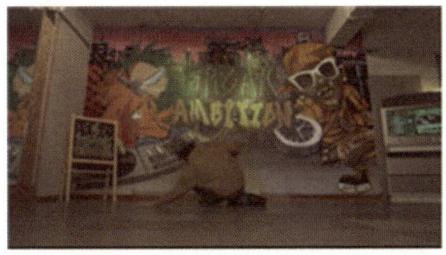

1. 몸을 왼쪽 방향으로 기울인 상태로 뒤로 구른다.

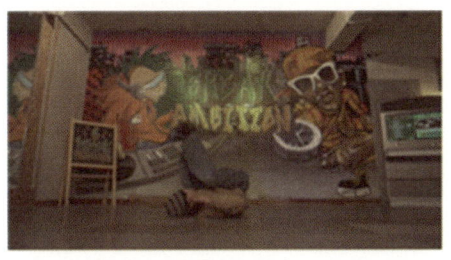

2. 엉덩이가 위로 올라갈 정도로 몸을 움츠리고 오른 팔꿈치를 구르는 방향으로 내어준다.

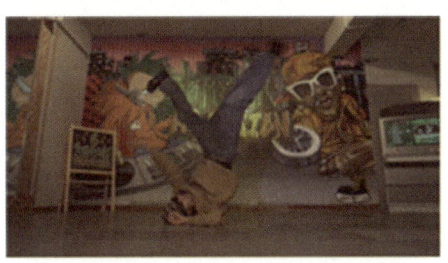

3. 중심점이 등에 왔을 때 접혀진 허리와 골반을 펴면서 팔꿈치로 바닥을 밀어준다.

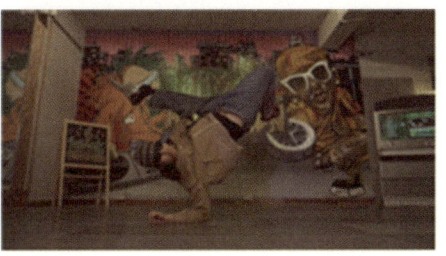

4. 가슴을 펴주며 엘보 프리즈를 만들어 준다. 이때 완성된 다리의 모양은 자유로우나 허리와 골반을 펴는 것이 중요하다.

! **MISSION**               **LEVEL 11~15**

## Jump kick dive step

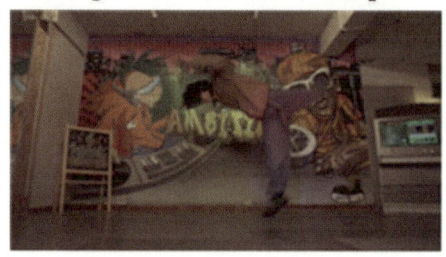

1. 한쪽 다리를 뒤편으로 차올리며 점프를 한다.

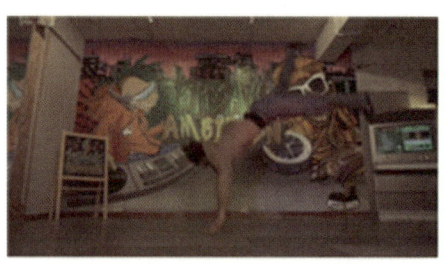

2. 공중에서 양다리를 앞뒤로 교차한다. 이때 뒤로 찼던 다리는 앞(바닥 방향)으로 오게 된다

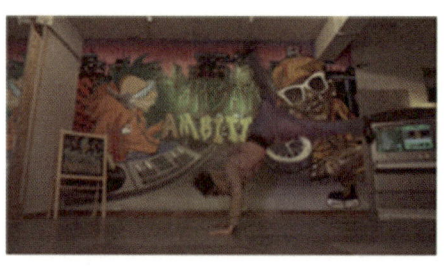

3. 앞으로 온 다리와 양손을 바닥에 동시에 짚어준다.

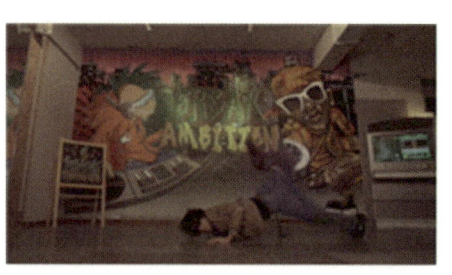

4. 착지가 되었으면, 오른 다리를 뒤로 접어 상체부터 하체까지 순차적으로 부드럽게 내놓는다.

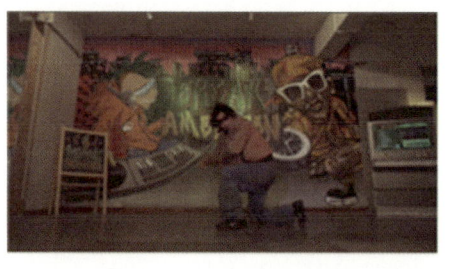

5. 양손으로 바닥을 밀고 왼 다리를 오른 무릎 앞에 내려 포즈를 만들어준다.

# MISSION
## LEVEL 11~15

### Rainbow

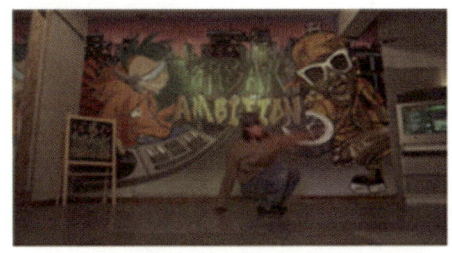

1. 한쪽 손을 뒤로 짚으며 웅크려 앉는다.

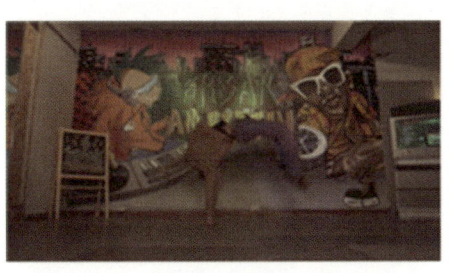

2. 중심점을 뒤로 이동하며 허리를 하늘 높이 내밀어 주어 나머지 손과 시선을 뒤로 넘겨준다.

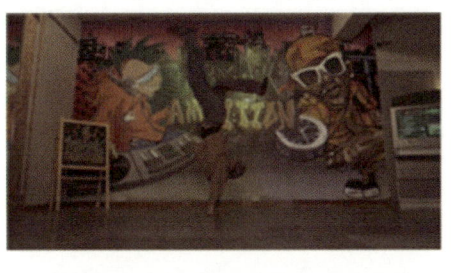

3. 나머지 손을 바닥을 짚으며, 핸드스탠드 자세를 만들어준다.

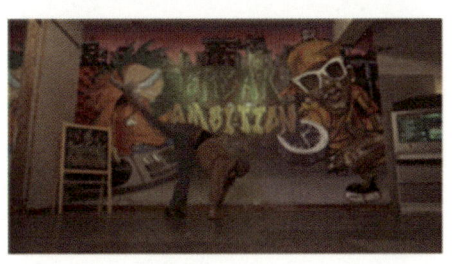

4. 바닥에 한발 또는 양발을 착지한다.

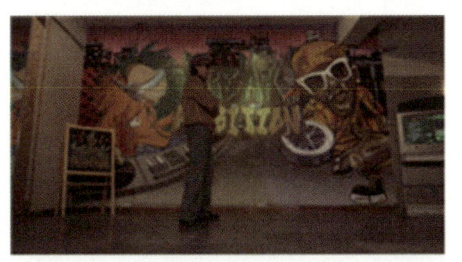

5. 양손을 밀어주며 상체를 일으켜 세워 준다.

! CLEAR !

L
E
V
E
L

16

# Back knee rock

백 니 락

*QR코드를 스캔하시면 동영상이 재생됩니다

**초급 1/5**

떨어질 때 층간 소음 조심해!

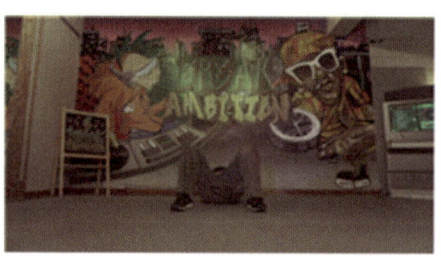

1. 바닥에 누워 양 무릎을 접어준다.

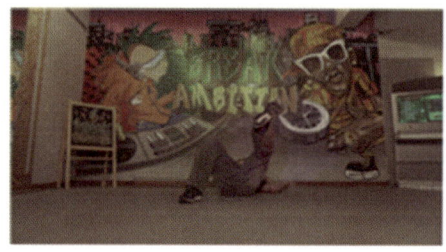

2. 왼발을 들어준다. 이때 몸은 왼쪽으로 기울게 한다.

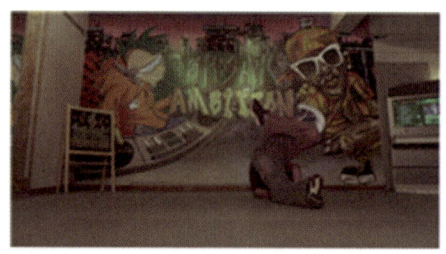

3. 왼 다리 무릎을 왼쪽 바닥에 내려놓고, 허리와 엉덩이를 들어 오른 다리를 들어준다.

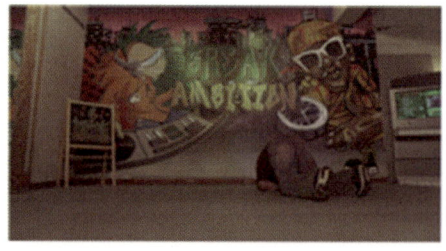

4. 오른 다리의 무릎을 왼 다리와 같은 선상에 내려놓는다.

# Back knee rock

백 니 락

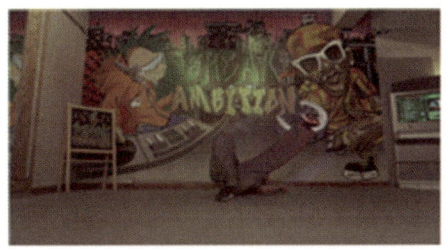 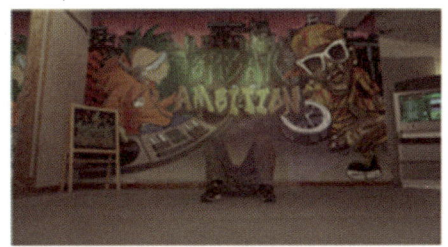

5. 오른 다리를 다시 들어 두 번째 자세의 위치로 내려놓는다. 이때 왼 다리는 왼쪽을 향해 45도 펼쳐준다.

6. 첫 번째 자세를 만들어 준다.

## Kick & back slide step

**킥 & 백 슬라이드 스텝**

*QR코드를 스캔하시면 동영상이 재생됩니다

**초급 2/5**

슬라이드 할 때 상체를 그대로 멈추면 효과가 두 배!

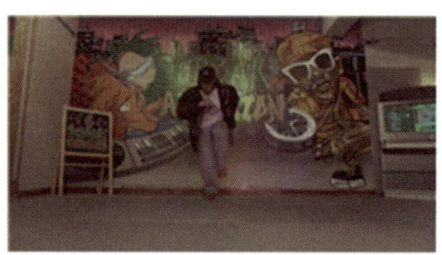

1. 킥앤킥을 양방향 한 번씩 반복한다.

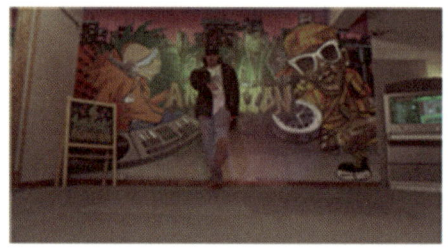

2. 왼발을 정면 20도 방향으로 펼쳐 준다.

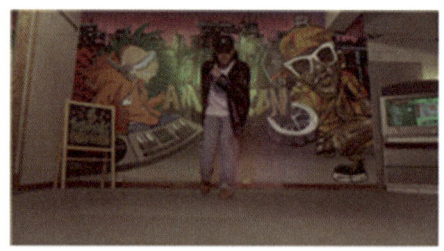

3. 왼발을 바닥에 내리고 오른 다리의 뒤꿈치를 떼서 몸의 중심을 왼발로 이동시킨다.

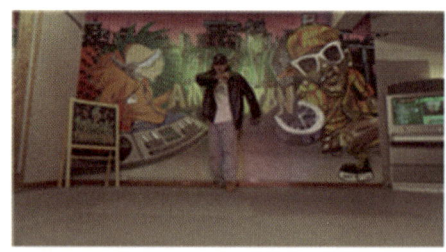

4. 오른발의 발꿈치를 몸의 뒤 방향으로 내려놓으며 왼발을 오른발이 있는 방향으로 천천히 끌어준다.

## Kick & back step

**킥 & 백 스텝**

*QR코드를 스캔하시면 동영상이 재생됩니다

**초급 3/5**

백스텝 할 때 옆면을 바라봐!

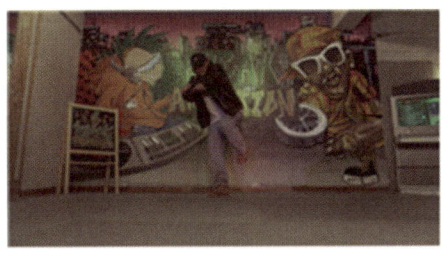

1. 왼 다리를 90도 접어 들어주고 몸의 중심을 오른발을 향하여 이동시킨다.

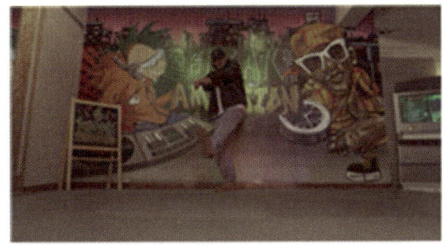

2. 왼 다리를 정면 20도로 펼쳐주며 몸의 중심을 중앙으로 이동시킨다.

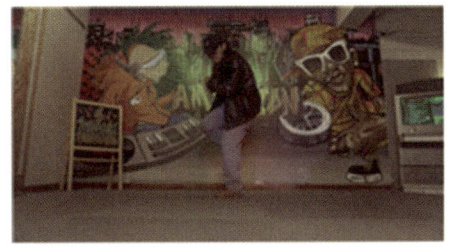

3. 왼발을 내려놓으며 몸의 중심이 왼발을 향하게 이동시키며 오른 다리를 90도 접어 올려준다.

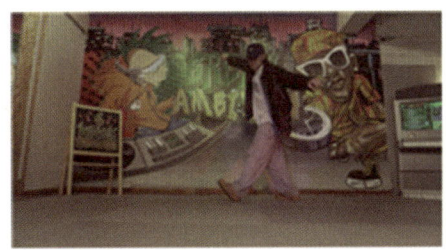

4. 오른 다리를 왼쪽 대각선 방향으로 이동시키며 양손을 펼쳐준다.

# Knee rock hook

니락 후크

*QR코드를 스캔하시면 동영상이 재생됩니다

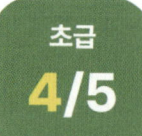

이걸 잘하면 스와입스에 도움이 될 거야!

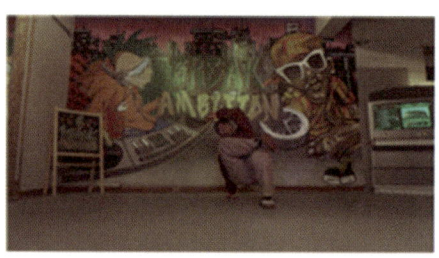

1. 오른발을 왼 무릎 위에 올려주고 오른손으로 몸을 지탱한다.

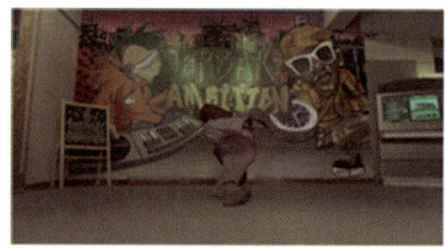

2. 오른 무릎을 바닥에 대며 왼발을 공중으로 들어준다.

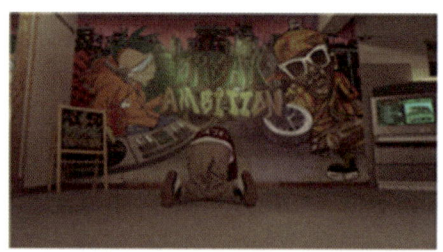

3. 왼 무릎을 오른 무릎과 같은 선상에 위치하게 내려놓으며 왼손을 오른손 옆에 내려준다.

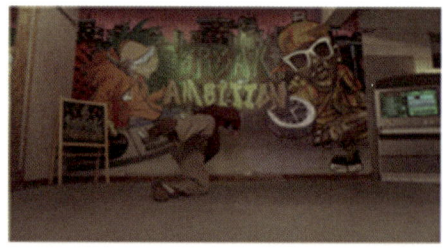

4. 오른손을 올려주며 오른발을 올려준다.

# Knee rock hook

니 락 후크

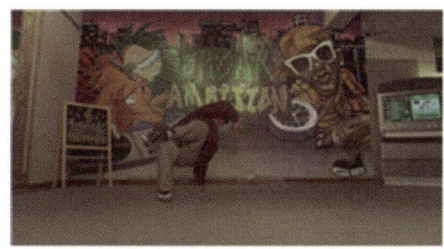

5. 오른발을 바닥을 향해 내려놓으며 왼발을 오른 무릎 위로 올려준다.

# Knee spin

니 스핀

*QR코드를 스캔하시면 동영상이 재생됩니다

**초급 5/5**

비닐 재질 바지를 입었다면 구멍이 날 수도 있어!

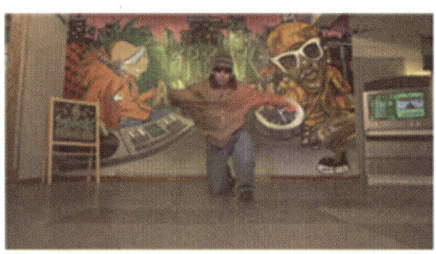

1. 오른발 무릎을 바닥에 내려놓고 왼발을 90도 접는다. 양팔을 어깨 옆으로 들어준다.

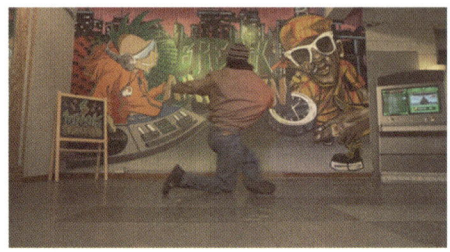

2. 왼쪽 방향으로 몸을 틀며 오른 무릎을 중심으로 왼 발바닥의 바깥 면을 바닥에 쓸어준다. 이때 양 팔은 가슴으로 모아준다.

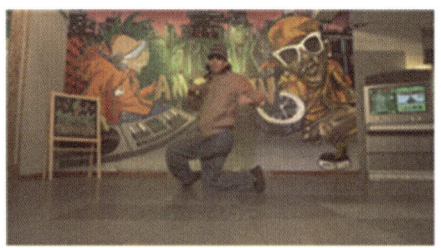

3. 몸을 정면을 향하도록 틀어주며 왼발이 오른 무릎 위에 위치하도록 이동시킨다.

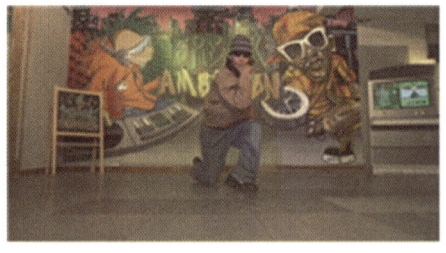

4. 정면을 바라보고 왼 다리를 다시 바닥에 내려놓는다.

# LEVEL

## 17

# Bridge freeze

**브릿지 프리즈**

*QR코드를 스캔하시면 동영상이 재생됩니다

**초급 1/5**

징검다리를 만들어 봐!

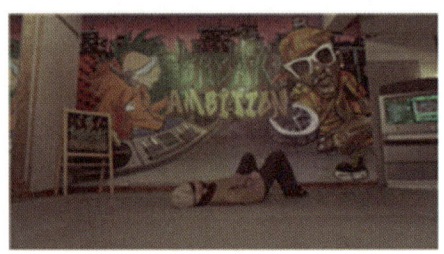

1. 무릎을 접고 눕는다.

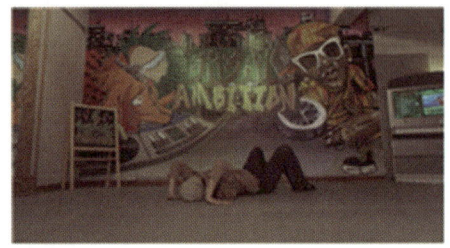

2. 두 손을 90도 접어 귀 옆을 짚어준다. 이때 손가락이 어깨를 향하게 짚어준다.

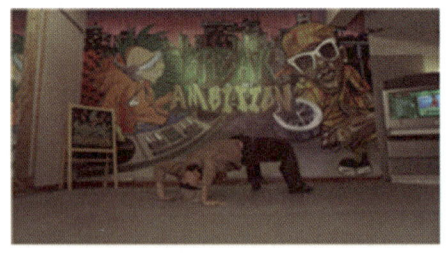

3. 몸 양팔과 다리를 이용해 몸을 들어주며 정수리를 바닥에 대어 몸을 지탱해 준다.

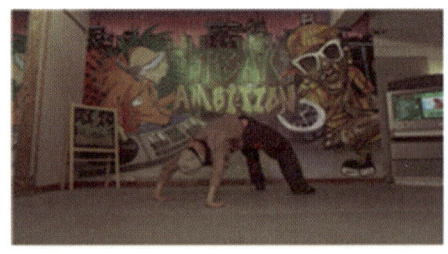

4. 양팔과 다리를 이용해 몸 전체를 들어주며 머리를 바닥에서 올려준다.

# Bridge freeze

브릿지 프리즈

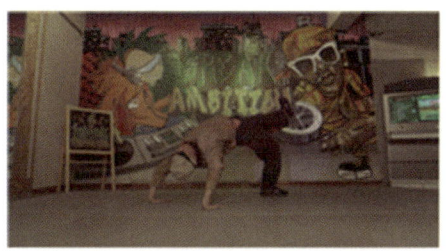 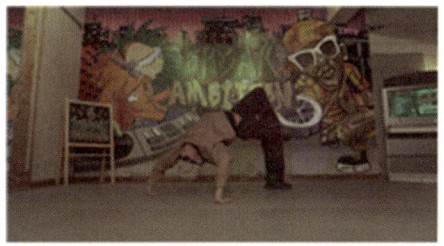

5. 왼 다리를 하늘을 향해 올려준다. 이때 왼 무릎은 펼쳐준다.

6. 왼 다리를 오른 무릎 위에 올려준다. 이때 왼 다리를 접어준다.

# Heel twist step

힐 트위스트 스텝

*QR코드를 스캔하시면 동영상이 재생됩니다

**초급 2/5**

왠지 스눕독이 생각나는 걸!

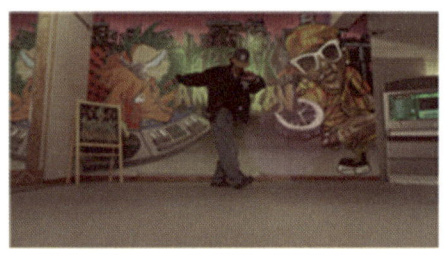

1. 오른 다리를 왼쪽 방향으로 이동시킨다. 이때 오른 다리 뒤꿈치를 바닥에 내려놓는다.

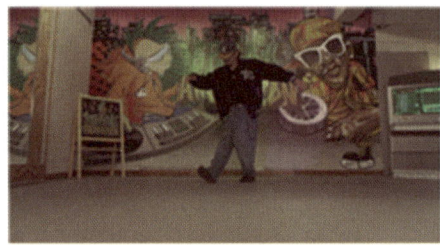

2. 오른 다리의 뒤꿈치를 오른 방향 대각선 45도 위치로 이동시킨다.

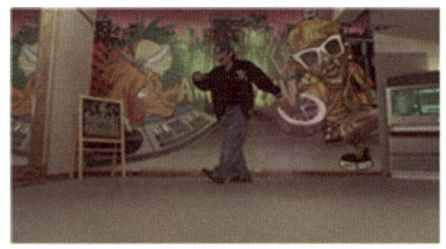

3. 그 상태로 몸이 오른쪽을 바라보고 왼발 뒤꿈치를 오른 방향으로 이동시킨다.

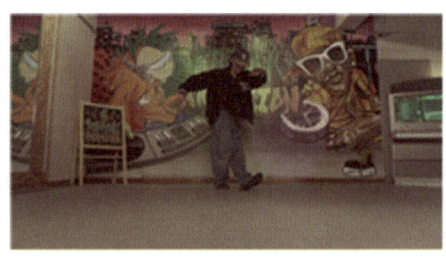

4. 왼 다리의 뒤꿈치를 왼 방향 대각선 45도 위치로 이동시킨다.

# High kick out footwork

하이 킥 아웃 풋워크

*QR코드를 스캔하시면 동영상이 재생됩니다

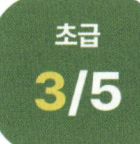

초급 3/5

다리를 높게 차면 더욱더 멋있어!

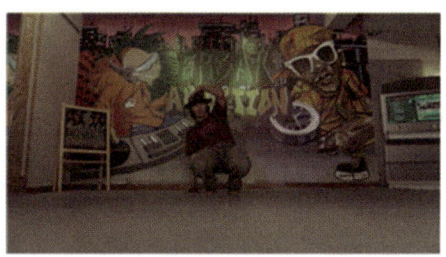

1. 식스 스텝 앞 자세를 만들어준다.

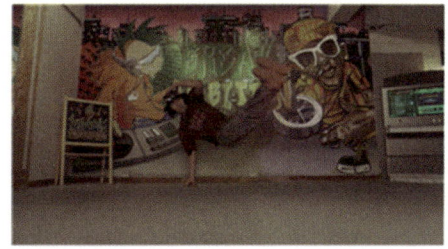

2. 오른손으로 중심을 이동시켜 두발을 왼쪽 방향으로 점프하고 이때 두 발을 모아 왼쪽 45도 각도로 펼쳐준다.

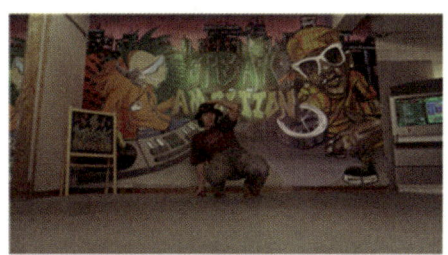

3. 두 발을 시작 자세로 착지시켜준다.

# Kick & hook step

킥 & 후크 스텝

*QR코드를 스캔하시면 동영상이 재생됩니다

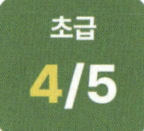

확실하게 다리를 접고 위풍당당하게 걸어봐!

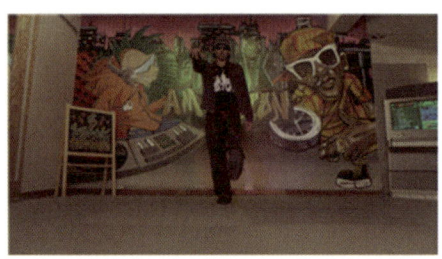

1. 킥앤킥을 양쪽 반복한다.

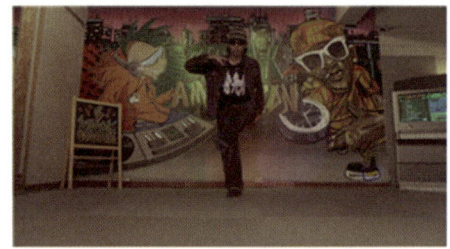

2. 왼발을 정면 20도로 올려준다. 왼발을 오른발 무릎 위로 접어주며 오른팔을 가슴 높이로 올려준다.

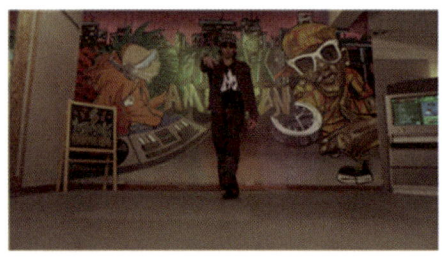

3. 왼발을 정면 20도 방향으로 올려주며 오른손을 정면 향해 펼쳐준다.

# Wack

웩

*QR코드를 스캔하시면 동영상이 재생됩니다

**초급 5/5**

무릎 조심해! 충분한 스트레칭을 한 뒤 해보자!

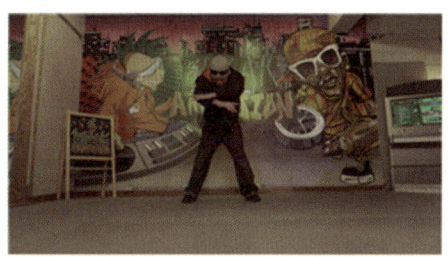

1. 양발을 어깨너비 1.5배 넓이로 벌려준다. 양손은 허리 높이에 교차해 준다.

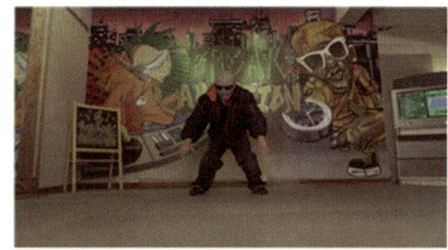

2. 이때 교차한 손을 펼쳐주며 무릎을 45도 각도로 접어주고 몸을 숙여준다.

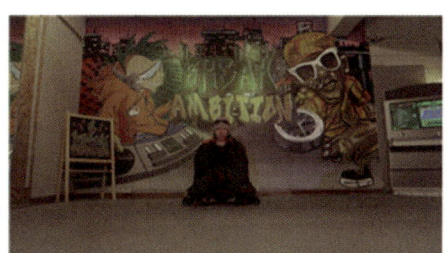

3. 양손을 뒤에 짚어주며 무릎을 완전히 접어준다. 이때 다리 모양을 위에서 보았을 때 'W' 모양이 나오게 한다.

L
E
V
E
L

18

## 2leg go down

투레그 고 다운

*QR코드를 스캔하시면 동영상이 재생됩니다

**초급 1/5**

발끝으로 드리프트 하듯이 해봐!

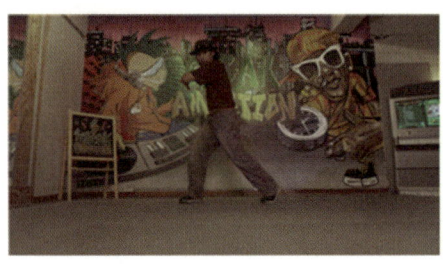

1. 몸을 오른 방향으로 틀고 양다리를 어깨너비 1.5배로 벌린다.

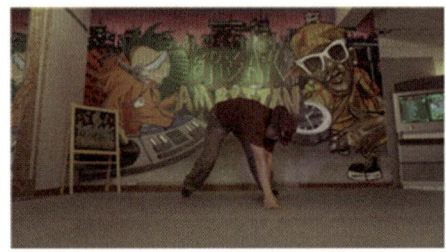

2. 양손을 왼발 앞 바닥에 내려준다.

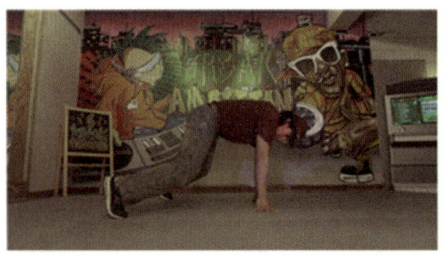

3. 양다리가 바닥을 쓸어 왼쪽 방향을 보는 식스 스텝 첫 번째 자세를 만들어 준다. 이때 양손은 같은 선상에 위치한다.

# Back skip twist step

**백 스킵 트위스트 스텝**

*QR코드를 스캔하시면 동영상이 재생됩니다

**초급 2/5**

상체를 다운한 상태에서 하면 더욱더 멋지다고!

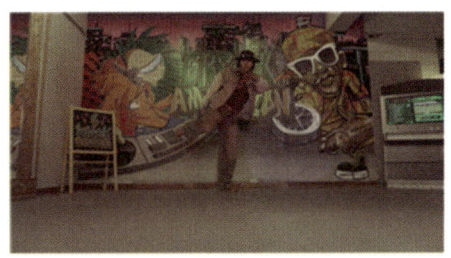

1. 오른 다리를 오른 방향으로 들어주며 45도 접어준다. 이때 몸의 중심을 왼 다리로 이동시켜 준다.

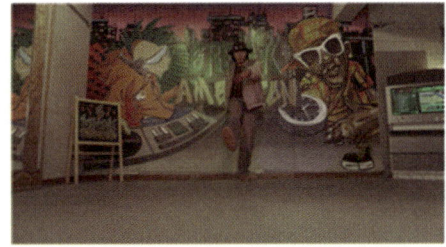

2. 오른발을 정면 20도로 펼쳐준다.

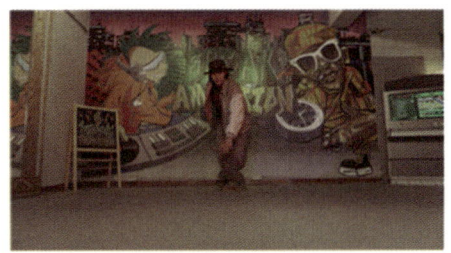

3. 오른 다리를 내려놓으며 상체를 내려준다. 이때 양다리를 교차한다.

# Basic threading

베이직 쓰레이딩

*QR코드를 스캔하시면 동영상이 재생됩니다

**초급 3/5**

바늘구멍에 실을 넣듯이!

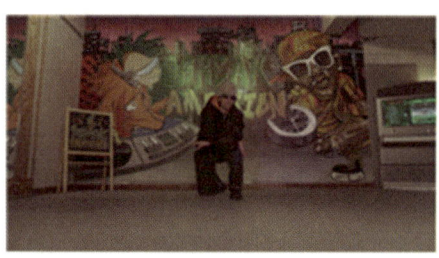

1. 오른 무릎을 바닥에 내려놓으며 왼 다리를 90도 접어준다.

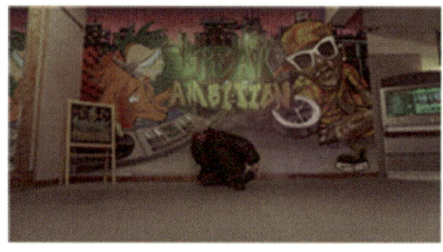

2. 왼손으로 오른발을 잡아주며 오른쪽으로 몸을 기울여 앉아준다. 이때 오른손을 뒤에 짚어주며 몸의 중심을 오른쪽으로 바꿔준다.

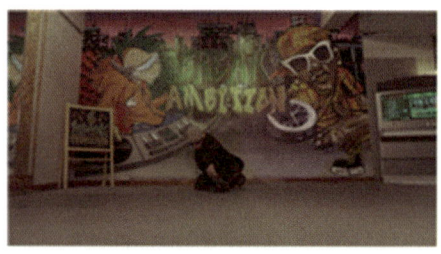

3. 왼손으로 오른발을 잡아주는 걸 유지한 채 앞으로 이동시킨다. 이때 손과 발로 만든 공간으로 앞에 있던 왼발을 뒤로 통과시켜 이동한다.

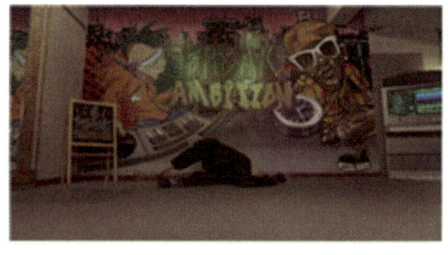

4. 왼손으로 오른발을 잡아주는 걸 유지한 채 오른쪽으로 펼쳐준다. 이때 왼 다리는 접어주며 몸의 중심은 완전히 오른쪽으로 바꿔준다.

# Floating 4step footwork

플로팅 포스텝 풋워크                *QR코드를 스캔하시면 동영상이 재생됩니다

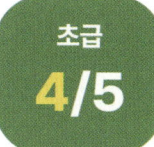

초급 4/5

더욱 높게 몸을 띄우자!

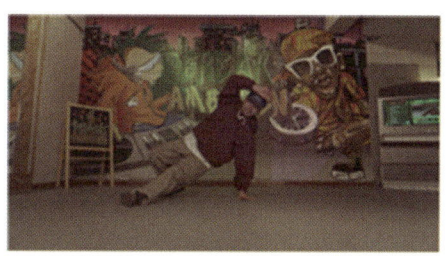

1. 왼 다리를 오른쪽 정면 45도 방향으로 이동한다. 이때 오른 다리는 접어주며 왼손으로 몸을 지탱한다.

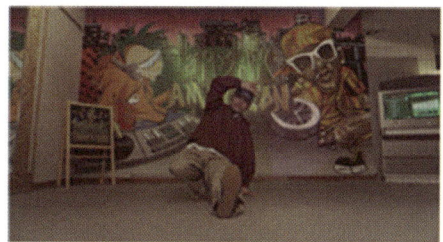

2. 정면으로 왼 다리를 펼쳐주며 오른발도 함께 이동한다. 이때 왼손으로 몸을 지탱하는 것을 유지한다.

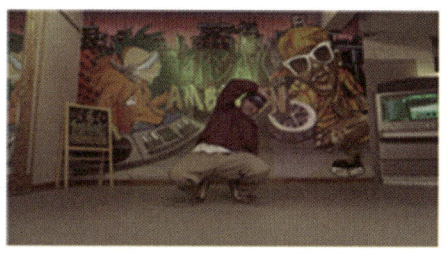

3. 왼 다리를 접어주며 풋워크 앞 자세를 만들어 준다.

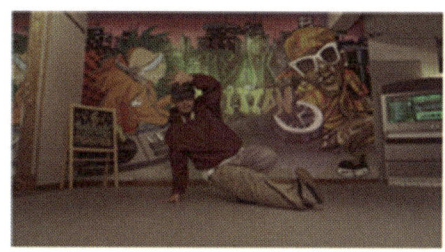

4. 오른 다리를 왼쪽 45도로 펼쳐주며 지탱하는 손을 오른손으로 바꿔준다.

173

# Floating 4step footwork

플로팅 포스텝 풋워크

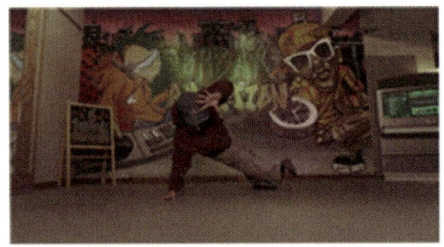

5. 오른 다리를 왼쪽 정면 45도 방향으로 펼쳐준다. 이때 왼발은 후면 45도 방향으로 이동한다.

# Tied 2kick down step

**타이드 투킥 다운 스텝**

*QR코드를 스캔하시면 동영상이 재생됩니다

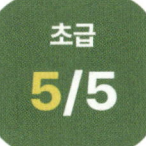

초급 5/5

마치 발이 묶인 듯이 전진! 전진!

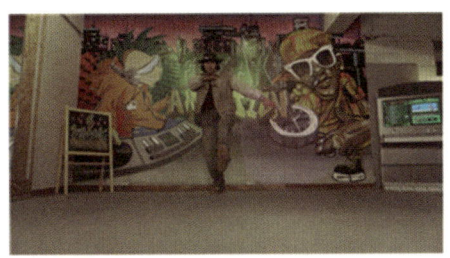

1. 오른발 킥, 왼발 킥 양방향 한 번씩 반복한다.

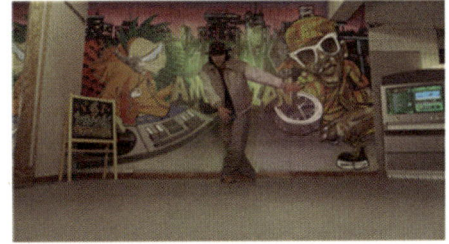

2. 왼발을 오른발 앞에 내려놓는다. 이때 양 다리를 교차시켜 상체를 내려준다.

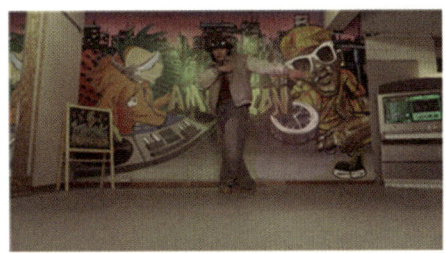

3. 상체를 들며 양 발을 동시에 앞으로 점프하여 두 번 이동한다. 이때 다리는 계속 교차한다.

L
E
V
E
L

19

# 2step footwork

투스텝 풋워크

*QR코드를 스캔하시면 동영상이 재생됩니다

**초급 1/5**

풋워크의 파워 무브!!

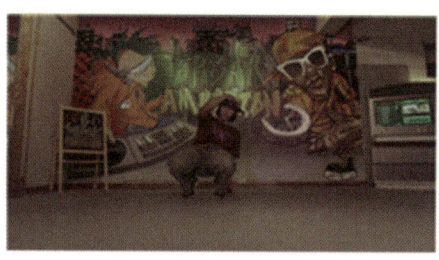

1. 왼손을 짚고 풋워크 앞 자세를 만들어 준다.

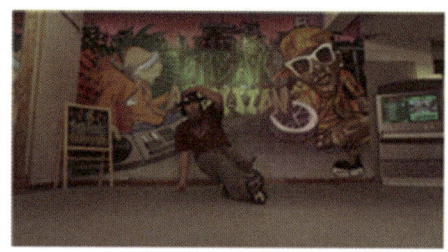

2. 오른 다리를 왼쪽 정면 45도 방향으로 펼쳐준다. 이때 몸을 지탱하는 손을 왼손에서 오른손으로 바꿔준다.

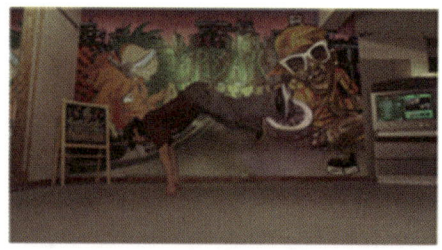

3. 왼손을 오른손과 동일 선상에 내려주고 왼 다리를 사용해 점프하여 오른 다리를 후면 45도 공중으로 펼쳐주며 동시에 왼 다리도 정면 45도 공중으로 펼쳐준다. 이때 몸은 두 팔로만 지탱한다.

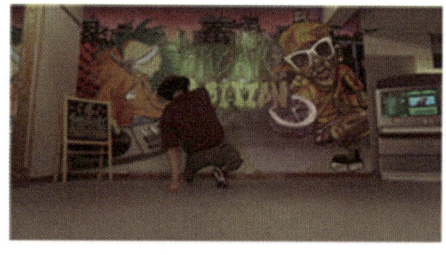

4. 뒤쪽을 바라보며 착지할 때 오른 다리를 접어 내려놓고 왼 다리를 펼쳐준다. 이때 지탱하던 오른손을 떼어주며 왼손으로 몸을 지탱한다.

# 2step footwork

**투스텝 풋워크**

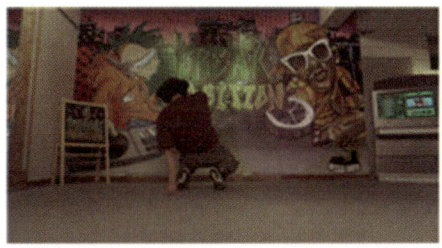

5. 왼 다리를 접어주며 풋워크 앞 자세를 만들어 준다. 이때 몸의 방향은 뒤쪽을 보게 한다.

# Back & front twist indian step

백 & 프론트 트위스트 인디언 스텝　　*QR코드를 스캔하시면 동영상이 재생됩니다

**초급 2/5**

앞으로 많이 갈수록 멋있어진다는 소문이...

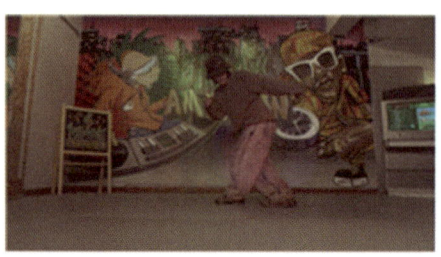

1. 오른쪽 방향을 바라보고 오른 다리가 왼 다리 뒤로 이동한다.

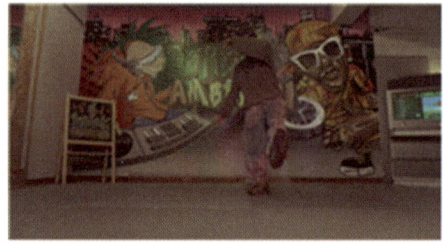

2. 왼 다리를 정면 방향 20도 높이로 펼쳐준다.

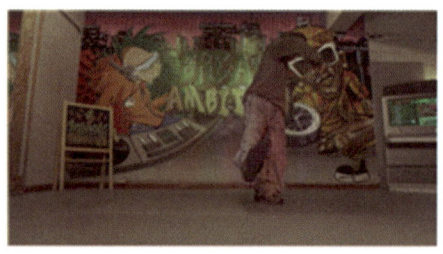

3. 왼 다리를 내리고 오른 다리를 20도 높이로 펼쳐준다.

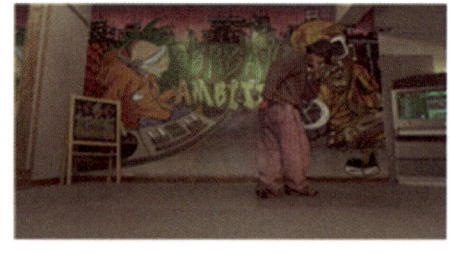

4. 트위스트 인디언의 마지막 포즈를 만들어준다.

# Coffee glinder footwork

커피 그라인더 풋워크

*QR코드를 스캔하시면 동영상이 재생됩니다

**초급 3/5**

다리로 줄넘기를 해보자!

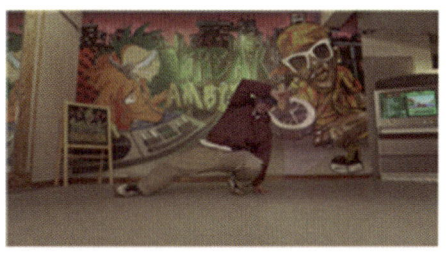

1. 오른발을 오른쪽 방향으로 펼쳐준다. 이때 왼손으로 몸을 지탱해 준다.

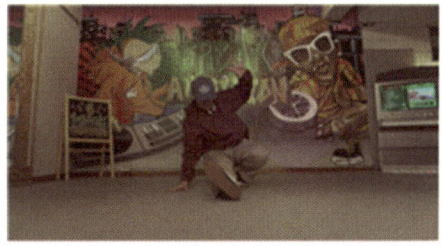

2. 오른손을 오른 방향에 내려주며 오른 다리를 정면으로 보내준다.

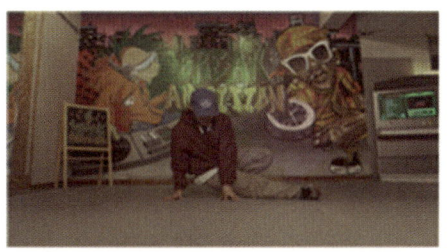

3. 왼손을 정면에 내려주고 오른 다리를 왼쪽 방향으로 이동시킨다.

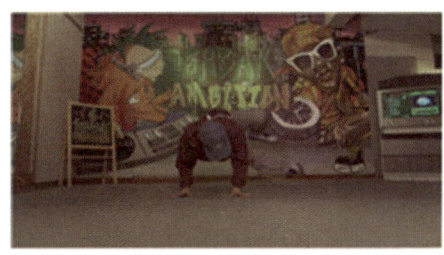

4. 왼 다리가 오른 다리를 넘어서 오른 다리가 지나갈 공간을 만들어준다.

# Coffee glinder footwork

커피 그라인더 풋워크

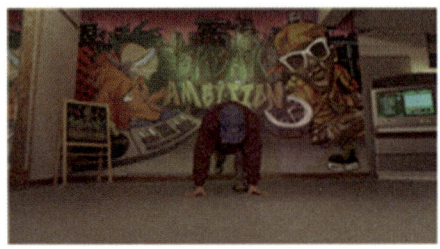

**5.** 왼발로 바닥에 착지하며 오른 다리는 계속 공중에 올려준다.

# Double twist indian step

**더블 트위스트 인디언 스텝**

*QR코드를 스캔하시면 동영상이 재생됩니다

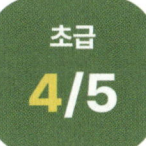

춤도 배우면서 자연스럽게 다이어트 효과까지!

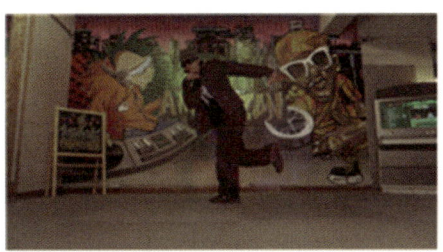

1. 오른쪽 트위스트 인디언을 한번 반복한다.

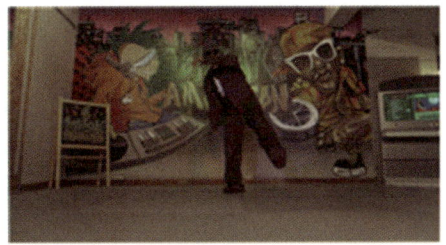

2. 왼발을 다시 정면을 향해 20도 올려준다.

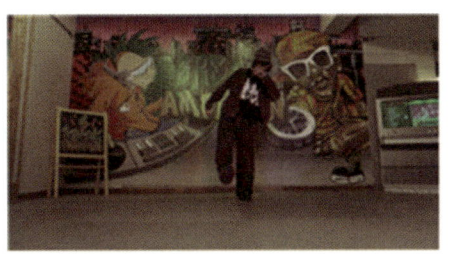

3. 왼발을 내려놓고 오른발을 정면 20도 위치로 올려준다.

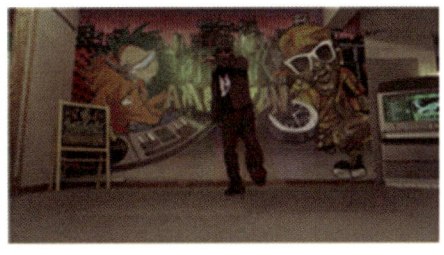

4. 다시 왼발을 정면을 향해 20도 올려준다.

# Double twist indian step

더블 트위스트 인디언 스텝

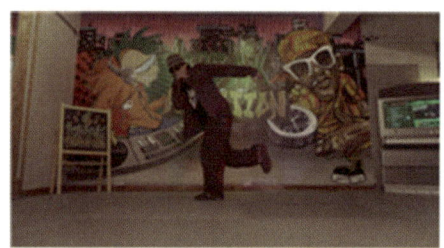

5. 트위스트 인디언 마지막 포즈를 만들어 준다.

# Monkey swing footwork

**몽키 스윙 풋워크**

*QR코드를 스캔하시면 동영상이 재생됩니다

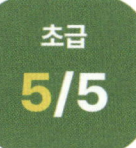

초급 5/5

원숭이가 뛰는 모습을 본 적이 있나요?

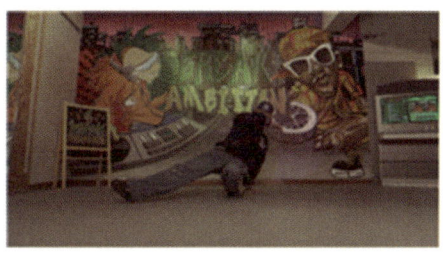

1. 오른 다리를 오른쪽 방향으로 펼쳐준다.

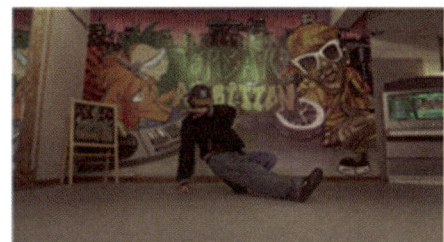

2. 오른손을 오른쪽 방향에 내려주고 오른 다리를 그대로 왼쪽으로 보내준다.

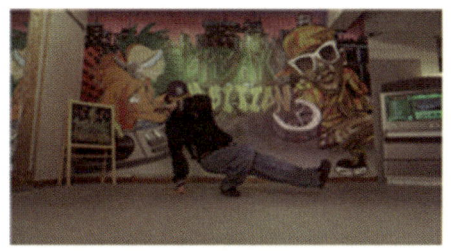

3. 오른발을 접고 왼발을 펼쳐준다.

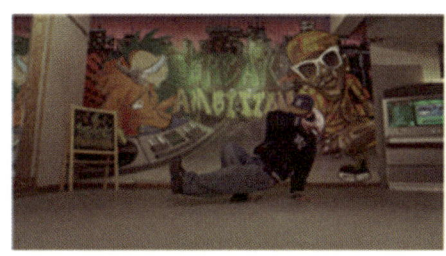

4. 그대로 오른쪽으로 보내주며 왼손을 왼 방향에 내려준다.

L
E
V
E
L

20

# Back & side step

백 & 사이드 스텝

*QR코드를 스캔하시면 동영상이 재생됩니다

**초급 1/5**

골반을 앞뒤로 잘 써주는 게 포인트!

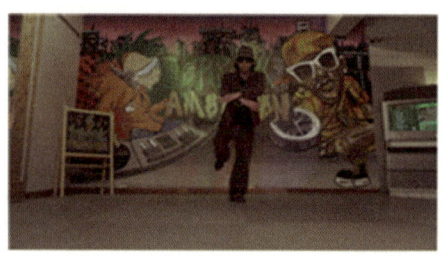

1. 오른 다리를 몸의 뒤쪽으로 접는다.

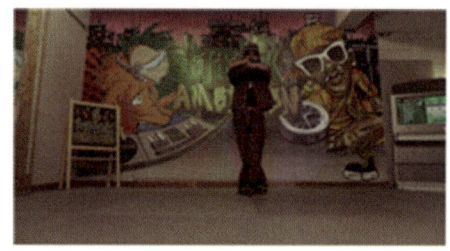

2. 오른 다리를 왼발의 뒤쪽으로 이동시켜 양다리 사이의 공간이 없도록 한다.

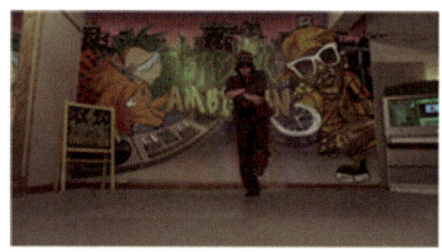

3. 왼발을 정면 방향 20도 위로 펼쳐준다.

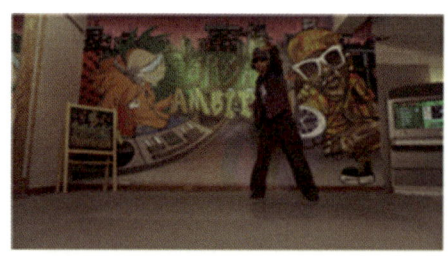

4. 왼발을 왼쪽 방향 어깨너비 1.5배 위치로 이동한다.

# Cricket freeze

크리켓 프리즈 　　　　　　　　　　　*QR코드를 스캔하시면 동영상이 재생됩니다

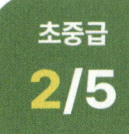
초중급 2/5

배에 힘을 주고 호흡을 잠시 멈춰!

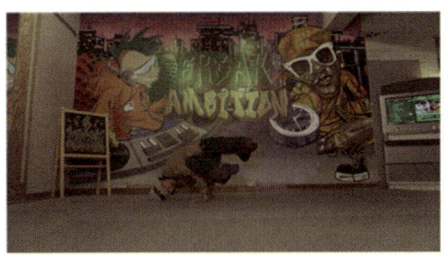

1. 베이비 프리즈를 잡는다.

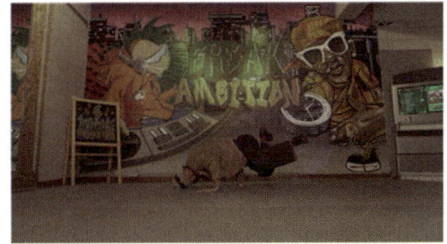

2. 오른 다리를 오른손이 있는 위치로 이동시키고 왼 다리를 정면 방향으로 이동시켜 두 다리를 바닥에서 올려준다.

# Kick & side front turn step

킥 & 사이드 프론트 턴 스텝

*QR코드를 스캔하시면 동영상이 재생됩니다

**초중급 3/5**

턴은 앞 보고 뒤 보는 정확한 스팟이 중요!

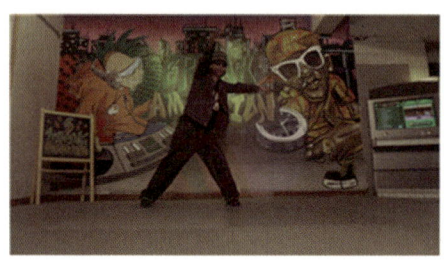

1. 킥앤사이드 오른쪽을 한번 짚어준다.

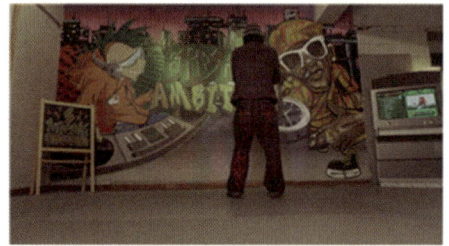

2. 오른발이 왼쪽으로 오게 몸을 틀어 뒤를 바라보며 왼발 옆으로 가져온다.

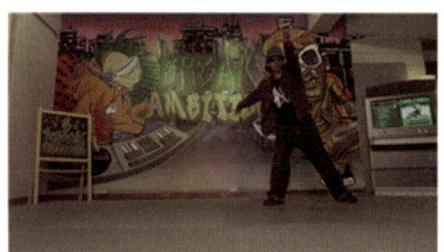

3. 몸을 왼쪽으로 반바퀴 돌리며 정면을 향하게 하고 왼발을 왼쪽 방향으로 어깨너비 1.5배 위치로 이동하여 준다.

# Kick & side turn step

**킥 & 사이드 턴 스텝**

*QR코드를 스캔하시면 동영상이 재생됩니다

**초중급 4/5**

턴을 돌때 중심이 가운데에 있어야 빨리 돌 수 있어!

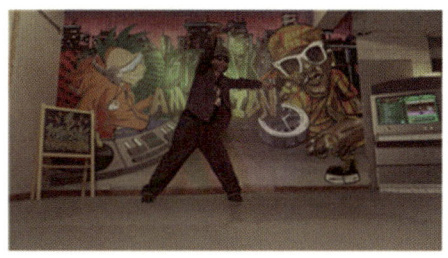

1. 킥앤사이드 오른쪽을 한번 짚어준다.

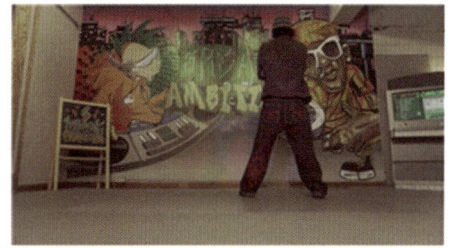

2. 오른발이 오른쪽으로 오게 몸을 틀어 뒤를 바라보며 왼발 옆으로 가져온다.

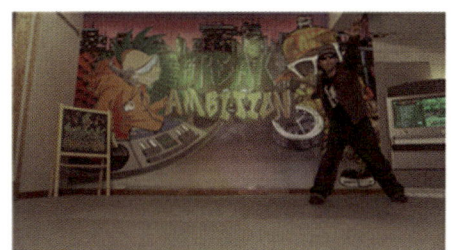

3. 몸을 오른쪽으로 반바퀴 돌리며 정면을 향하게 하고 왼발을 왼쪽 방향으로 어깨너비 1.5배 위치로 이동한다.

# Knee drop go down

**니 드랍 고 다운**  *QR코드를 스캔하시면 동영상이 재생됩니다

**초중급 5/5**

마치 새가 착지하듯이 앞발로 먼저 착지해 볼까?

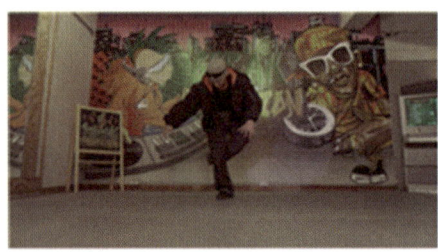

1. 다리를 접어 오른 다리 무릎 뒤로 이동시키고 몸을 숙인다.

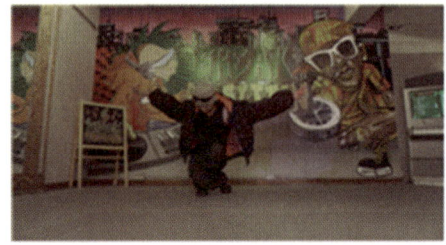

2. 그대로 왼 발바닥을 땅바닥에 대고 양다리의 무릎을 완전히 접는다. 또한 양다리 사이는 빈 공간이 없다.

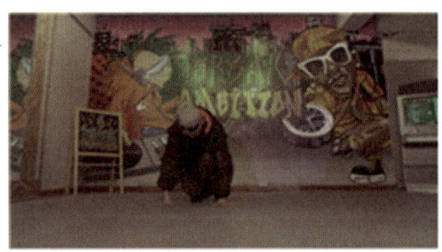

3. 양손을 바닥에 내려준다.

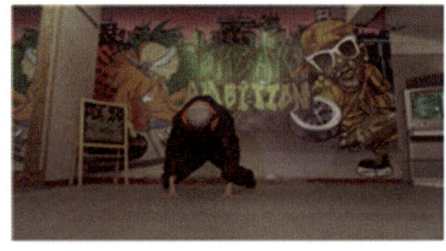

4. 식스 스텝 첫 번째 자세를 만들어 준다.

¿ MISSION ?

# ! MISSION  LEVEL 16~20

## Cricket

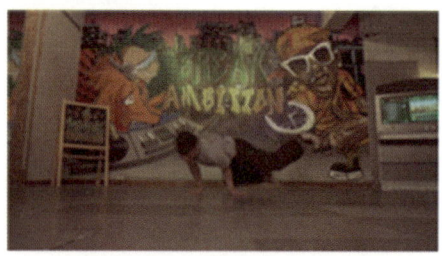

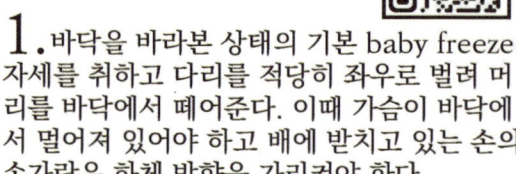

1. 바닥을 바라본 상태의 기본 baby freeze 자세를 취하고 다리를 적당히 좌우로 벌려 머리를 바닥에서 떼어준다. 이때 가슴이 바닥에서 멀어져 있어야 하고 배에 받치고 있는 손의 손가락은 하체 방향을 가리켜야 한다.

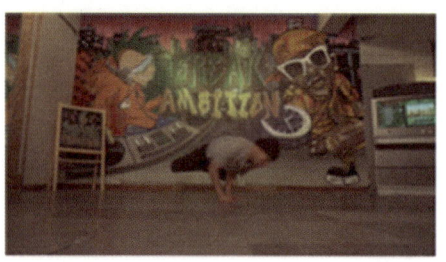

2. 배에 받치고 있지 않은 나머지 손은 눈앞 바닥을 짚어준다.

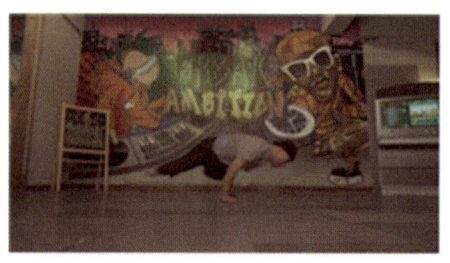

3. 눈앞에 있는 손으로 바닥을 아래 방향으로 당기며, 원심력을 만들어 준다.

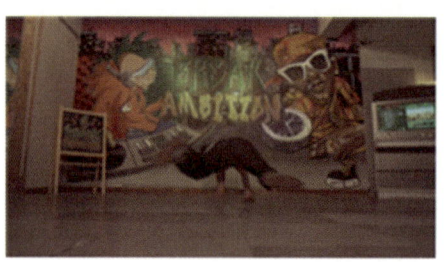

4. 몸이 버틸 수 있는 만큼 회전하면, 배에 받치고 있는 손으로 바닥을 밀어 점프한다. 배에 있는 손을 다시 하체 방향으로 돌린 뒤 한 번 더 돌 준비를 하여 2번부터 계속 반복한다 이때, 배에 있는 손으로 바닥을 밀어낼 때 팔의 힘만으로 미는 것이 아니고, 허리 힘으로도 바닥을 함께 밀어내 몸을 더욱 높이 띄운다

# ! MISSION  LEVEL 16~20

## Head swipes

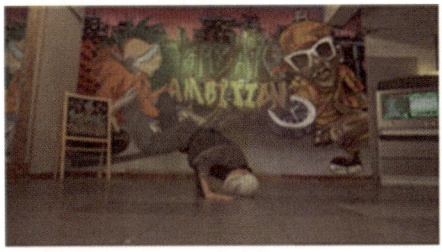

1. 허리를 숙이고 왼 다리를 뒤로 들며 왼손을 받친 베이비 프리즈 자세를 만든다.

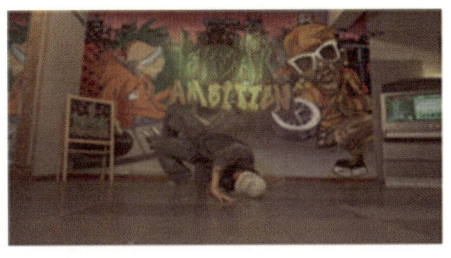

2. 머리를 바닥에 붙인 상태에서 골반을 오른쪽으로 뒤집어 열어준다.

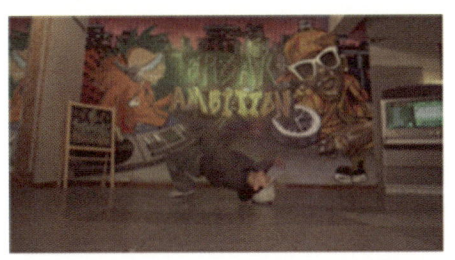

3. 오른 다리는 하늘 방향으로 차주고, 왼 다리는 바닥을 박차며, 양팔은 오른쪽으로 힘차게 틀어준다.

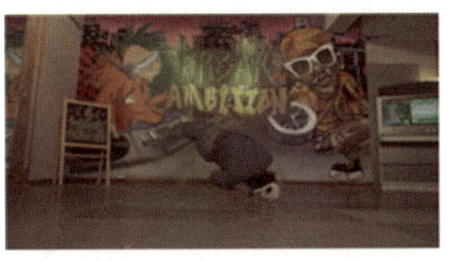

4. 돌고 있는 내내 머리는 바닥을 밀어내고 있어야 한다.

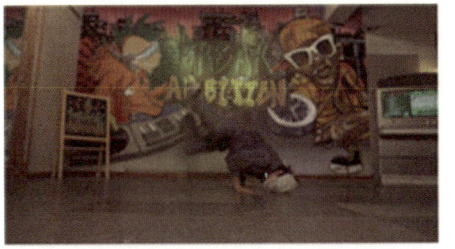

5. 마지막으로 왼팔은 다시 베이비 프리즈를 받쳐준다. 이후 프리즈로 마무리하거나 3번부터 반복한다.

# MISSION

## LEVEL 16~20

### Munchmill

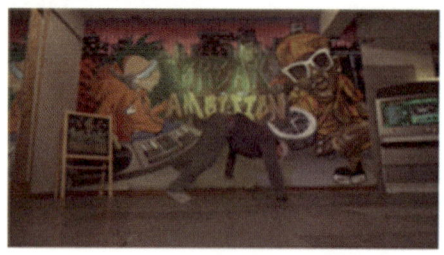

1. 오른손을 왼발 앞 바닥에 짚으면서 왼 다리를 들어준다.

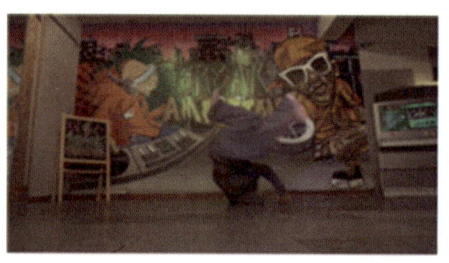

2. 오른손을 아래 방향으로 당김과 동시에 왼손은 위로 밀면서 팔꿈치를 쓰러트려 등으로 눕는다.

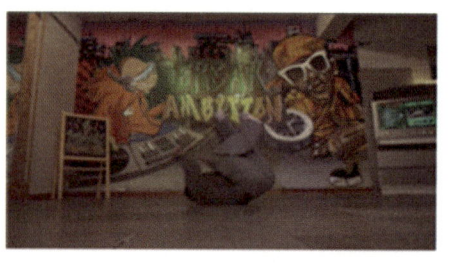

3. 등으로 웅크려 누우면서 왼발목을 오른발목 앞에 가져다 고정한다. 이때 양팔은 가슴 앞에 둥글게 말아준다.

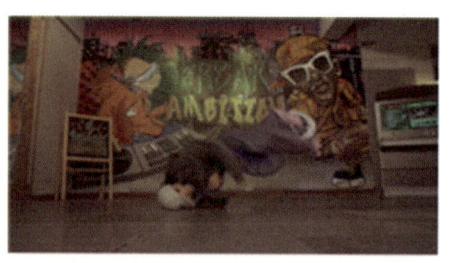

4. 등이 바닥에 박히는 반동을 이용하여 몸을 튕기면서 양팔을 오른쪽으로 휘두른다.

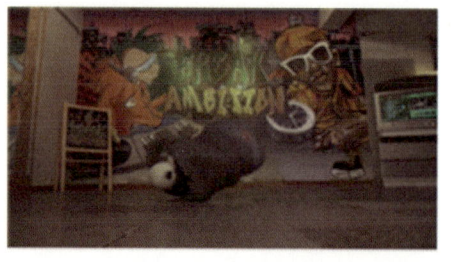

5. 다리를 유지한 채 양팔을 계속 오른쪽으로 돌리며 왼팔을 바닥에 쓸듯이 들어가 누워주면서 4번부터 반복한다. 이때 양팔과 다리는 유지하는 것이 포인트이다.

# ! MISSION　　LEVEL 16~20

## No hand windmill

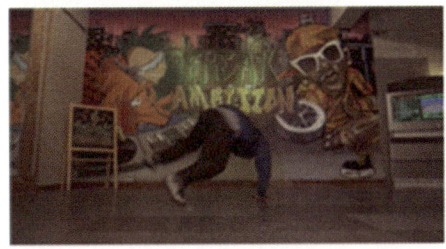

1. 오른손을 왼발 앞 바닥에 짚으면서 왼 다리를 들어준다.

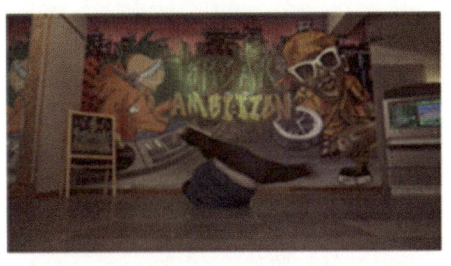

2. 오른손을 아래 방향으로 당김과 동시에 왼손은 위쪽으로 밀면서 팔꿈치를 쓰러트려 등으로 눕는다.

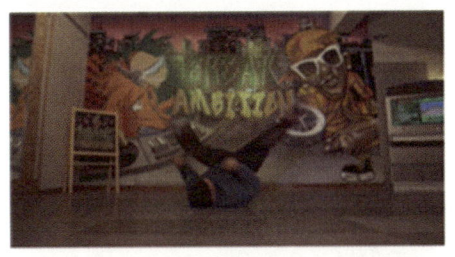

3. 등을 바닥에 대면서 양팔은 가슴 앞에 둥글게 말아준다.

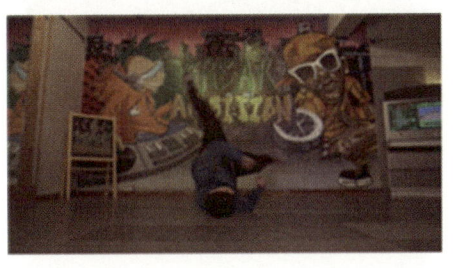

4. 오른 다리를 뒤로, 왼 다리는 앞쪽으로 차면서 양팔을 회전이 일어나는 방향으로 강하게 휘둘러준다.

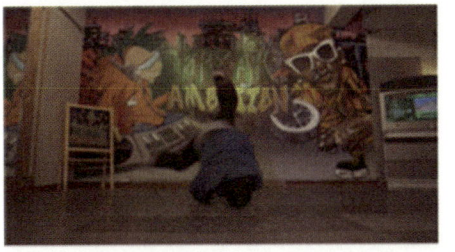

5. 몸이 돌아갈 때 머리는 바닥에서 한 번도 떨어지지 않게 바닥에 밀착시켜준다. 다시 등으로 누워 뒤 반복한다.

! CLEAR !

# 움직임을 마무리하며

여기까지 함께해 주셔서 정말 감사합니다. 이 책이 여러분에게 작게나마 도움이 되길 진심으로 바랍니다.
몸을 직접 움직여 보면 한 번에 성공하는 동작도 있지만, 여러 번 도전해야 성공하는 동작도 있습니다.
한 번에 성공하면 기쁘지만, 그 기쁨은 금방 사라지기도 합니다.
그러나 여러 번의 도전 끝에 성공했을 때 느끼는 기쁨은 잔잔하게 오래오래 마음속에 남습니다.
그러니 어렵다고 포기하지 말고 스스로를 믿고 끝까지 도전해 보세요.
지나온 시간의 자신을 돌아보면, 밝게 빛나는 '진짜 나'를 발견하게 될 것입니다.
〈이정석〉

'굳이?' 이런 책이 필요했을까요?
이런 가이드북이 없어도 브레이킹은 물론 할 수 있습니다. 하지만 저는 브레이킹을 하나의 퍼즐로 봅니다.
각 조각을 하나씩 따로 살펴보며 맞춰나갈 수도 있지만,
모든 조각을 한눈에 펼쳐 놓고 본다면 훨씬 수월하게 그림을 완성할 수 있겠죠.
이 책이 여러분의 머릿속에 흩어진 퍼즐 조각들을 정리하고,
브레이킹을 더 깊이 이해하는 데 도움이 되길 바랍니다.
〈전경배〉

당신의 춤이 널리 알려지기를 바라며
이 책은 브레이킹의 기본 요소로 이루어져 있지만,
그 요소를 바탕으로 각자의 정체성과 개성이 담긴 응용 동작을 제안합니다.
기본을 넘어 우리가 함께 쌓아온 춤을 공유함으로써 더 큰 의미와 가치를 만들어가고자 합니다.
이 기록이 누군가에게 잘 전달되어, 춤을 통해 긍정적인 영향을 미칠 수 있기를 바랍니다.
당신의 춤이 새로운 시작이 되길 응원합니다.
〈안상규〉

당신의 친구 같은 연습 메이트
처음 브레이킹을 시작했을 때 가장 힘들었던 것은
오늘 무엇을 연습해야 발전할 수 있을지 몰랐던 점이었습니다.
이 책이 브레이킹을 하는 댄서들에게 친구 같은 연습 메이트가 되어주길 바랍니다.
이 책과 함께 꾸준히 나아가며,
여러분도 멋지고 발전하는 댄서가 되기를 진심으로 응원합니다!
〈차경진〉

춤을 향한 첫걸음을 응원하며
글자를 처음 배울 땐 정해진 틀로 시작하지만, 점차 자신만의 글씨체로 철학과 메시지를 표현하듯,
춤도 처음엔 정해진 동작으로 배우지만, 성장하면서 자신만의 춤을 만들게 됩니다.
이 책이 춤을 쉽고 재미있게 접할 수 있는 기회가 되고,
춤을 시작하는 분들에게 좋은 지침서가 되길 바랍니다.
춤으로 자신만의 이야기를 만들어 보세요.
〈진채완〉

춤의 가능성을 함께 열어가며
예술을 책으로 담는 일은 도전이지만, 우리는 춤의 발전과 미래를 위해 이 책을 만들었습니다.
이 책은 우리가 옳다는 것을 주장하려는 것이 아닙니다. 여러분이 단 하나의 동작이라도 더 배우고,
춤을 더 즐겁고 행복하게 추길 바라는 마음에서 시작된 책입니다.
춤의 가능성을 함께 열어가길 바랍니다.
〈장지훈〉

꿈을 향한 당신의 길
삶에 '늦었다'라는 말은 없습니다.
지금 이 순간, 당신이 꿈꾸고 바라는 무언가가 있다면, 망설이지 말고 그곳을 향해 한 걸음 내딛어 보세요.
이 책은 누군가의 작은 한 걸음에서 시작되어, 수많은 노력과 열정을 담아 완성되었습니다.
그리고 이제, 당신의 여정에 용기를 더하고, 새로운 길을 만들어 갈 수 있도록 돕고자 합니다.
당신의 꿈을 진심으로 응원합니다.
〈조인후〉

# 브레이킹 댄스 마스터 북 ①

ⓒ 팀 브레이크 엠비션, 2025

초판 1쇄 발행 2025년 4월 7일

| | |
|---|---|
| 지은이 | 팀 브레이크 엠비션 |
| 펴낸이 | 이기봉 |
| 편집 | 팀 브레이크 엠비션 |
| 펴낸곳 | 도서출판 좋은땅 |
| 주소 | 서울특별시 마포구 양화로12길 26 지월드빌딩 (서교동 395-7) |
| 전화 | 02)374-8616~7 |
| 팩스 | 02)374-8614 |
| 이메일 | gworldbook@naver.com |
| 홈페이지 | www.g-world.co.kr |

ISBN 979-11-388-4160-3 (04680)
ISBN 979-11-388-4159-7 (세트)

- 가격은 뒤표지에 있습니다.
- 이 책은 저작권법에 의하여 보호를 받는 저작물이므로 무단 전재와 복제를 금합니다.
- 파본은 구입하신 서점에서 교환해 드립니다.